Die Kokosnuss

- Wunderfrucht aus den Tropen -

von

Michael Iatroudakis

Bibliografische Informationen der Deutschen Nationalbibliothek: Die Deutsche Nationalbibliothek verzeichnet diese
Publikation in der Deutschen Nationalbibliografie; de-
taillierte bibliografische Daten sind im Internet über
dnb.d-nb.de abrufbar.

Hinweis:

Diese Publikation wurde nach bestem Wissen recherchiert und erstellt. Verlag und Autor können jedoch keinerlei Haftung für Ideen, Konzepte, Empfehlungen und Sachverhalte übernehmen.

Die publizierten Tipps und Ratschläge sind als Hilfen zu verstehen, um jeweils zu eigenen Lösungen zu kommen. Bei offenen Fragen kontaktieren Sie bitte Ihren Hausarzt.

Das Buch ersetzt nicht eine medizinische Behandlung / Therapie oder eine krankheitsbedingte Ernährungstherapie / Beratung. Der Autor und der Verleger können keine absolute Garantie für Ihr persönliches Ergebnis übernehmen. Sie handeln in allen Fällen eigenverantwortlich.

Als Leserin und Leser dieses Buches möchten wir Sie ausdrücklich darauf hinweisen, dass keine Erfolgsgarantien oder Ähnliches gewährleistet werden können. Auch kann keinerlei Verantwortung für jegliche Art von Folgen, die Ihnen oder anderen Lesern im Zusammenhang mit dem Inhalt dieses Buches entstehen, übernommen werden.

Der Leser ist für die aus diesem Buch resultierenden Ideen und Aktionen selbst verantwortlich.

Reproduktionen, Übersetzungen, Verbreitung, Weiterverarbeitung oder ähnliche Handlungen zu kommerziellen oder nichtkommerziellen Zwecken sowie Wiederverkäufe sind ohne die schriftliche Zustimmung des Autors nicht gestattet.

Inhaltsverzeichnis:

Buch 1:

Das Kokosöl: Das Geheimnis äußerer Schönheit, stabiler Gesundheit und grenzenloser Energie

Buch 2:
Kokoswasser: Das Natürliche Elixier des Lebens

Einleitung

2010 wurden weltweit rund 60 Millionen Tonnen Kokosnüsse produziert, zwei Drittel davon von den Philippinen, Brasilien und Indien. Das hört sich nach einer stolzen Zahl an, doch seitdem die Kokosnuss und ihr Öl ein Schattendasein im Alltagsleben der Verbraucher führen und allenfalls den Exotenbonus haben, ist die Produktion zurück gegangen. In den 50er Jahren war es noch üblich, den Sonntagsbraten mit Kokosfett scharf anzubraten, denn Kokosfett vertrug hohe Hitze.

Von gefährlichen Transfettsäuren, die andere Öle bei hohen Temperaturen bildeten, wusste man damals nichts - ausgenommen Wissenschaftler und Ernährungsberater. Und die hielten damit hinter dem Berg, wie wertvoll und gesund das Kokosöl ist. Mit der Folge, dass es aus den Küchenschränken verbannt wurde zugunsten von Mais-, Raps- oder Sojaöl, die allesamt gesundheitsschädliche Wirkungen haben, wenn sie erhitzt werden. Doch weisen sie ungesättigte Fettsäuren auf und das wurde als gesund propagiert. Neuere veröffentlichte Forschungsergebnisse zeigen jedoch, dass natürliches Kokosfett - nicht raffiniert oder gehärtet - einen positiven Einfluss auf die Regulierung der Körperfettwerte hat und das Immunsystem tatkräftig unterstützt.

Der "Kokosöl-Papst" Dr. Bruce Fife, leitet ein gemeinnütziges Kokosnuss – Forschungszentrum in Colorado in den Vereinigten Staaten und ist einer jener Mediziner und Ernährungsberater, die versuchen, die Bevölkerung davon zu überzeugen, dass Kokosöl unbedingt wieder seinen alten Stellenwert zurück erhalten muss. Aus seinem Buch "Kokosöl" wird an mehreren Stellen zitiert.

Die Kokosnuss - das grüne Gold

Kokosöl ist kein Wundermittel. Aber es ist erstaunlich, wie viele Krankheiten seine mittelkettigen Fettsäuren aufgrund ihrer ungewöhnlichen Eigenschaften und besonderen Verstoffwechselung mildern oder sogar verhindern können.

Peter Königs

Es gibt wohl kaum eine Pflanze, die so eng mit Wärme, Sonne und blauem Meer verbunden wird, wie die Kokospalme (Cocos nucifera) - die zu der Familie der Arecaceae gehört und einzige Vertreterin ihrer Gattung ist. Obwohl ihre Kerne, die Kokosnüsse, mittlerweile in gut sortierten Supermärkten zu dem alltäglichen Angebot gehören, sind sie Inbegriff der tropischen Frucht - bei der harten Kernfrucht handelt es sich um den Samen des "Baum des Himmels", wie die Kokospalme in den Philippinen genannt wird. Die Kokospalme liebt es warm bei circa 27 Grad, ohne große Temperaturunterschiede bei Tag und Nacht. Sie benötigt viel Sonne und Niederschlag, etwa 1250 bis 2500 mm. Fachleute sprechen von einem "Kokosgürtel", der sich einmal um den Erdball zieht. In diesen Breiten wächst sie bis zu 30 Meter hoch an Küsten und an Flussläufen etwa 150 Kilometer landeinwärts.

In Polynesien und den tropischen Gebieten Asiens war die Kokosnuss neben etwas Fleisch, Palmsago und Tarowurzel wichtigstes Nahrungsmittel (Fife 2004, S. 21). Die letzten beiden, so der Ernährungsmediziner Dr. Bruce Fife, seien ärmer an Nährstoffen, Vitaminen und Mineralien als Reis oder Weizen; er schreibt die allgemeine Gesundheit dieser Völker dem verbleibenden Nahrungsmittel, der Kokosnuss, zu. Dafür spricht auch die Verehrung als "Baum des Lebens".

Die Bewohner der tropischen Küstengebiete schätzen den Wind resistenten, elastischen und schnell wachsenden Schopfbaum, der anspruchslos und genügsam ist, extremer Sonneneinstrahlung und Hitze widersteht, aber so vieles liefert. Im Prinzip wird die gesamte Pflanze genutzt: Das Holz wird als Baustoff für Häuser und Möbel und die bis sieben Meter langen, fedrigen Blätter - die direkt am Stamm wachsen - als Dachbedeckung verwendet, die Fasern zum Flechten von Matten, die als Wände oder Raumteiler genutzt werden, oder von Besen, Bürsten und Körben.

Die Blütenstände der Palme liefern Sirup und Zucker. Die Schalen der Kokosnuss werden als Brennmaterial genutzt. Eine Plantage mit 35 Palmen liefert genug trockene Blätter, Blüten- und Fruchtstände (Spathen) und Steinschalen, um den Jahresbedarf einer fünfköpfigen Familie zu decken. Nach dem Abschleifen der haarigen Schutzschicht können die Kokosnuss Schalen auch als Schüsseln, Krüge, Trinkschalen oder Löffel genutzt werden - mit Tierhaut bespannt, als Resonanzkörper oder Trommel. Der Inhalt des rund 2,5 Kilogramm schweren Kokoskerns und der Trieb sind essbar, ebenso das Palmherz, das in der Mitte des Schopfs zu finden ist, wo auch die Nüsse wachsen. Wird das Palmherz entfernt - damit wird es seinem Namen gerecht - stirbt die Pflanze ab.

Die Kokosnuss ist relativ robust und hat sich demnach weit ausgebreitet. Erleichtert wurde ihr Verbreitung auch durch ihre Salzwasserresistenz: So schwimmt eine Kokosnuss bis zu 4500 Kilometer unbeschadet im Wasser, das erklärt die Ausbreitung der Kokospalme von Regionen im Indischen Ozean aus. Der Trieb entwickelt sich während des Schwimmens. Nach dem Auftreffen an Land wächst die Pflanze an und wurzelt bis ins Grundwasser. Kokospalmen können durch ihre sieben Meter langen Wurzeln und durch die Flexibilität ihrer Stämme sogar Tsunamis überstehen.

Mittlerweile gibt es zahlreiche Kokos-Plantagen. 50 bis 120 Nüsse können pro Palme im Jahr geerntet werden. Die Faser wird genutzt für Matratzen, Taue und Seile, Körbe, Matten und Teppiche. Kokosfasern sind feuchtigkeitsbeständig. Sie werden auch als Geotextilien genutzt für den Erosionsschutz und im Gartenbau anstelle von Torf.

Doch was uns interessiert, ist der Inhalt der Nuss:

Etwa ein halber Liter des Wassers der jungen Frucht und das Fruchtfleisch. Dieses perfekt verpackte Energie- und Nährstoffpaket enthält alles, um einen neuen Baum entstehen zu lassen, aber auch zahlreiche Stoffe, die uns Menschen zugutekommen: Vitamin C, Mineralstoffe, Fett und Eiweiß. Die Nuss besteht zu 12 Prozent aus dem Kern, zu 28 Prozent aus Kokosfleisch und zu 25 Prozent aus Kokoswasser.

Die Kokosnuss als Nahrungsmittel

Es ist nicht vernünftig altbewährte Fette durch beliebte Fabrikfette zu ersetzen!

Bart Maes, Bio-Veggie-Man

Für ein Drittel der Weltbevölkerung ist die Kokosnuss Lebensbasis - als Nahrungsmittel oder als Wirtschaftsfaktor. Über elf Millionen Kleinbauern in 90 Ländern -hauptsächlich im asiatischen-pazifischen Raum, bauen Kokospalmen an.

Die Kokosnuss enthält pro 100 Gramm 1498 Joule (358 Kilokalorien), 380 mg Kalium, 20 mg Calcium, 39 mg Magnesium, 2 mg Vitamin C und 810 μ Selen

(Quelle: Wikipedia).

Wir kennen die Kokosnuss aus dem Supermarkt, wo sie nicht mehr ganz jung mit braun-grobfaseriger Schale zu bekommen ist. Eigentlich ist die Nuss von einer sehr widerstandsfähigen, harten gelben, grünen oder roten Faserhülle umgeben, dem Endocarp. Ebenfalls im Supermarkt zu haben sind bei den Backzutaten die Kokosraspeln und im Feinschmecker-Regal durch Homogenisierung konservierte Kokosmilch, die Zutat ist für viele - in unseren Breiten exotische - Gerichte.

Das Kokoswasser in der Frucht wird oft als Kokosmilch bezeichnet, doch letztere ist ein industrielles Produkt aus bearbeitetem Fruchtfleisch, gemischt mit Wasser.

Fruchtfleisch und Cobra

Das Fruchtfleisch enthält etwa bis zur Hälfte Wasser, 36 Prozent Fette, vier Prozent Eiweiß, rund 4,8 Prozent Zucker, 9 Prozent Ballaststoffe, 1,2 Prozent Mineralien. Durch diese Zusammensetzung ist es ein Nahrungsmittel, das die Leistungsfähigkeit erhöht, die Ausdauer steigert - vor allem von Interesse für Sportler - und einen positiven Effekt auf die Verdauung hat. Außerdem soll durch den Genuss des Fruchtfleischs das Ausschütten von Insulin unterstützt werden, wodurch Diabetes gelindert werden kann.

Das getrocknete Fruchtfleisch, das nur noch 5 Prozent Wasser enthält, wird Cobra genannt und enthält zwischen 63 und 70 Prozent Fett. Zwischen 5 und 20 Kilogramm Cobra werden pro Baum und Jahr gewonnen (Quelle: Wikipedia). Durch Pressen des Fruchtfleischs entsteht neben den Kokosraspeln für Kuchen und Süßspeisen auch Kokosöl. So wie die Kokospalme seit jeher im Ganzen genutzt und verwertet wird, bleibt auch bei modernen Produktionsprozessen kein Abfall:

Was nach dem Pressen bleibt, wird als Viehfutter verwendet, das durch seinen Gehalt an Zucker, Eiweiß und Mineralien besonders nahrhaft ist.

Das Kokoswasser

Die Kokosnuss ist rundum als Bioprodukt zu genießen, in den Tropen wird sie "serviert" nachdem die drei Mulden - die Keimporen - an einem Ende aufgebohrt werden. Durch die Öffnungen wird ein Strohhalm gesteckt, um das Kokoswasser zu genießen, das in vielen Kulturen sogar das Trinkwasser ersetzt hat: Drei bis sechs Kokosnüsse decken den täglichen Flüssigkeitsbedarf. Vor dem Öffnen der Keimmulden ist das Kokoswasser keimfrei. Nach dem Aufknacken der Schale kann man das Kokosfleisch auskratzen. Was man jedoch trinkt, ist weit mehr als ein Ersatz für Wasser oder als eine Erfrischung. Kokoswasser ist ein äußerst gehaltvoller gesunder Cocktail, gemixt von Mutter Natur. Die Hawaiianer nennen das Kokoswasser „noelani": "Frische des Himmels", was auch mit "Tau des Himmels" übersetzt wird.

Das Kokoswasser wird in europäischen Breiten oft Kokosmilch genannt, doch letztere ist ein Erzeugnis aus Fruchtfleisch das mit Wasser gemischt und durch ein Tuch gepresst wird. Ein weiterer Aufguss ergibt wiederum eine, diesmal dünnere, Kokosmilch und die verbleibenden Reste landen wieder in den Viehtrögen. In der Literatur wird Kokoswasser auch als "ältestes

Wellness- und Fitnessgetränk" bezeichnet. Tatsächlich ist das Kokoswasser isotonisch, das heißt, dass das Verhältnis von Nährstoffen zu Flüssigkeit genauso ist (iso = gleich) wie im Blut, so dass sie sofort via Osmose durch die Gefäßwände aufgenommen werden können. Kokoswasser wurde von den Kulturen in den tropischen Küstengebieten traditionell gegen Dehydrierung (Austrocknung) bei Durchfallerkrankungen eingesetzt.

Das Wasser der Nuss enthält Spurenelemente wie Zink, Selen, Jod, Schwefel, Mangan, Bor oder Molybdän. Wie ein aufwändig gemixtes Sportgetränk, enthält Kokoswasser naturgegeben Elektrolyte wie Natrium, Calcium, Kalium, Magnesium, Chlorid, Phosphat und Hydrogencarbonat. Diese Elektrolyte werden von den Wurzeln aufgenommen und in der Frucht gespeichert. Der Gehalt entspricht nahezu dem, was im Patienten zur Kreislaufstabilisierung intravenös als Infusion gegeben wird. Kokoswasser soll zudem einen hohen Gehalt aufweisen an Bioflavoniden (früher bekannt als Vitamin P) und Antioxidantien; beide sollen unterstützend gegen Krebs, Entzündungen und Herz-Kreislauf-Erkrankungen wirken sowie gegen Alterungsprozesse. Letzteres durch den Gehalt von Cytokininen - wachstumsfördernden Pflanzenhormonen. Außerdem wird Kokoswasser zugesprochen, antidepressiv zu wirken.

Der Buchautor Dr. Bruce Fife beschreibt Kokoswasser als allgemeines Heilmittel, das zur Prävention und zur Linderung vieler gesundheitlicher Probleme geeignet sei wie bei Dehydration, Konstipation, Verdauungsstörungen, Fehlernährung, Müdigkeit, Überhitzung (Hyperthermie), Furunkel, Diarrhöe, Nierensteine, Osteoporose, Infektionen des Harntraktes und Unfruchtbarkeit. "Wann immer jemand krank ist, gehört Kokoswasser gewöhnlich zur Behandlung des Patienten." (Bruce Fife, "Dew from the Heavens").

Allerdings ist zu beachten, dass nur das Kokoswasser junger Nüsse diese Qualität aufweist und die sind im westeuropäischen Supermarkt nicht zu bekommen. denn dem Verbraucher geht es hier um das Fruchtfleisch. Es ist allerdings zu erwarten, dass sich der neue Trend, Kokoswasser als Gesundheitswasser und Quelle der Jugend zu konsumieren, nicht nur in den Vereinigten Staaten sondern auch in Europa durchsetzen wird. Kokoswasser, wie es in jungen Nüssen enthalten ist - die noch wesentlich weniger Fruchtfleisch aufweisen als die älteren, importierten Kokosnüsse im Handel -ist nur als Produkt in Getränkedosen oder Konserven erhältlich. Das Wasser älterer Kokosnüsse wird für andere, minderwertigere Kokos-Produkte verwendet.

In der indischen und Ayurvedischen Medizin wird das Kokoswasser zur Vorbeugung gegen Herzinfarkt, zur Blutverdünnung und Blutreinigung, zur Reinigung der

Nieren - selbst von Steinen - bei Magen- und Darmerkrankungen, für die Zahnfleischbehandlung und generell gegen Übersäuerung empfohlen. Während des Zweiten Weltkrieges soll das sterile und isotonische Kokoswasser aufgrund der Knappheit von Blutkonserven als Blutersatz verwendet worden und damit zahlreiche Menschenleben gerettet worden sein.

In Notfällen wird es in tropischen Regionen wegen seiner idealen, dem Blut ähnlichen Zusammensetzung sogar als Ersatz für eine Bluttransfusion direkt in die Blutbahn gegeben. Trotz dieser vielfältigen Gesundheitswirkungen blieb Kokoswasser bei uns weitgehend unbekannt. Ein Grund dafür war auch einfach, dass es hier nicht erhältlich war.

Erst vor wenigen Jahren gelang mit Hilfe eines speziellen technischen Verfahrens die Gewinnung des Wassers direkt aus der frischen Kokosnuss. Dadurch kann auf Konservierungsstoffe und andere Zusätze völlig verzichtet werden und es ist auch nur eine schonende Pasteurisierung mit 60 Grad Celsius notwendig. Erst dadurch aber bleiben auch die wertvollen Wirkstoffe weitgehend erhalten und das Kokoswasser kann wie ein Fertigdrink konsumiert werden.

Eine weitere Entdeckung zur gesunden Wirkung von Kokoswasser machte der Freiburger Zahnarzt Dr. Helmut Friedrich: "Kokoswasser hat sich bei der

Amalgam-Ausleitung in der Praxis bewährt und ist auf vielen Ebenen hilfreich." Friedrich konnte zeigen, dass mit Hilfe von Kokoswasser als Nahrungsergänzung, eine auch von Laien gut durchzuführende Entgiftung von Schwermetallen wie Quecksilber-Amalgam aus Zahnfüllungen möglich ist (Ulrich Arndt: "Entgiften mit Kokoswasser", 2009). Quecksilber reichere sich unter anderem in der Hypophyse und Epiphyse im Gehirn an, was zu vielfältigen Störungen in Stoffwechsel, Hormonsteuerung, im Denken und in der psychisch-emotionalen Befindlichkeit führen könne.

Die meisten Methoden der Ausleitung von Quecksilber seien problematisch und müssten gut individuell auf den Patienten abgestimmt werden. Selen etwa binde das giftige Schwermetall, lagere sich dann aber im Körper ab. Mit Folsäure bilde sich das noch giftigere Methyl-Quecksilber. Auch andere Methoden seien problematisch. „Zur endgültigen Ausleitung braucht es daher schwefelhaltige Aminosäuren, die Quecksilber binden und es über den Urin und den Darm ausscheiden können", so Friedrich. Diese Aminosäuren seien im Kokoswasser enthalten. Friedrich: „Zusammen mit der idealen Mischung an Mineralstoffen bewirkt es zudem eine Aktivierung der Ausscheidung von Schwermetallen auch aus dem Zellinnern und beugt so der Degeneration etwa von Nervenzellen und dem Verlust von Neurotransmittern vor". Der Zahnarzt empfiehlt zu der Monate oder Jahre andauernden Entgiftung etwa 200 bis 500 Milliliter Kokoswasser pro Tag. (Arndt, 2009).

Kokospalm-Nektar

Selbst der Nektar aus den Blütenständen findet Verwendung - sogar eine äußerst beliebte: Der Saft wird durch Gärung zu Palmwein verarbeitet, dieser auch zu Arrak gebrannt.

Das Kokosöl

Wenn auf den folgenden Seiten die Rede von der gesunden Wirkung des Kokosöls ist, so wird dabei stets ausgegangen von nicht raffiniertem und nicht erhitztem Kokosöl, das kalt gepresst wurde, um die Inhaltsstoffe zu erhalten. Dazu gibt es zwei verschiedene Verfahren.

Bei der althergebrachten "Expellermethode" werden die Nüsse direkt nach der Ernte bei60 Grad Celsius getrocknet und dann gemahlen. Durch Druck und ohne Hitze wird das Öl anschließend kalt aus dem gemahlenen Fruchtfleisch gepresst. Hochwertige Virgin-Kokosöle werden oft nach dieser Methode produziert.

Die schonendere Methode ist das Zentrifugieren. Dabei wird das Kokoswasser aus dem frischen Kokosnussfruchtfleisch gepresst, ohne es vorher zu trocknen. Die Flüssigkeit wird bei hoher Geschwindigkeit zentrifugiert, bis sich das Öl von dem Wasser und den festen Stoffen trennt. Beim Zentrifugieren wird das Öl nur auf 35 Grad Celsius erwärmt.

Wird das Öl aus der Cobra gepresst, entsteht minderwertiges und preisgünstigeres Kokosöl, das man zum Teil auch raffiniert und desodorisiert. um das Aroma und den typischen Geruch der Kokosnuss zu entfernen.

Die Wärme, die bei beiden Methoden entsteht, beeinträchtigt nicht die Inhaltsstoffe des Öls, weil es relativ stabil ist und seine Eiweiße dabei nicht zerstört werden.

Die Geschichte der Kokosnuss

Zu dem Ursprung des Wortes Kokos gibt es mehrere Deutungen, unter anderem, dass der Begriff zurück geht auf das spanische "Coco" für Nuss oder Same, beziehungsweise auf das portugiesische "Cocos" für Gesicht oder Fratze. Im 16. Jahrhundert fühlten sich die Entdecker beim Anblick der Kokosnuss mit den drei Keimmulden an ein grinsendes Gesicht erinnert.

Erwähnt wurde die Kokosnuss im Jahr 545 n. Chr. von dem ägyptischen Mönch Cosmos Indicopleustes, der Westindien und Ceylon bereiste. Er beschrieb die Kokosnuss als große indische Nuss. In einer Chronik Ceylons von 589 n. Chr. wird der Anbau von Kokospalmen beschrieben. Der Abenteurer Marco Polo sah die Kokosnuss auf Sumatra, in Madras und Malabar in Indien. Auch er nannte die Kokosnuss Indische Nuss, "nux indica". Ein weiterer Entdecker, Lodovico, di Varthema, beschrieb die Kokosnuss Im Jahr1510.

Die Geschichte der Kokospalme zu recherchieren, ist äußerst schwierig, weil sie sich mit ihren schwimmfähigen Samen weit ausbreitete und es nicht mehr möglich ist, ihre Verbreitungswege exakt nachzuvollziehen. Die ältesten Fossilien, etwa 37 bis 55 Millionen Jahre alt, wurden in Australien und Indien gefunden. Als sicher gilt, dass es sie 3000 v. Chr. auf den pazifischen Inseln gab und sich die Kokosnuss ausbreitete bis nach Zentralamerika und Ostafrika (Quelle: Karen Smith, "Cocos nucifera"). Weitere Eckdaten sind, dass sie etwa 2000 v. Chr. in Indien bekannt war und in der Südsee sowie in Südasien verzehrt wurde. Um Christi Geburt wurde sie von arabischen Karawanen aus Indien geholt und weiter verbreitet.

Wie beschrieben, ist die Kokospalme vollständig nutzbar für den Menschen, entsprechend groß ist die Rolle, die sie für die Menschen gespielt hat: Sie gibt Wasser, Nahrung, ein Dach und Schutz sowie Brennstoff; aus ihren Fasern wurden Netze und Taue hergestellt, die die Nutzung des Meeres durch Fischerei ermöglichten. Aufgrund ihres Wertes für die Menschen wurde die Kokosnuss auch als Zahlungs- oder Tauschmittel genutzt. Der Stellenwert der Kokospalme zeigt sich auch in den Namensgebungen. Neben "Baum des Lebens" auf den Philippinen heißt sie auf Sanskrit sinngemäß "Der Baum der alle Notwendigkeiten des Lebens abdeckt" und in malaiischer Sprache "Der Baum mit den eintausend Verwendungsmöglichkeiten".

Die Kokosnuss wurde zudem als Schiffsproviant hoch geschätzt und hat sicher die Fortführung mancher Expedition oder Passage erst ermöglicht.

Seit 1740 wird die Kokospalme von den Holländern und Portugiesen angebaut. Exportiert wird sie vor allem aus Afrika (Elfenbeinküste, Mosambique, Tansania, Kenia, Ghana), Asien (Indonesien, Philippinen, Indien, Sri Lanka, Thailand, Malaysisches Archipel) und Amerika (Mexiko, Jamaika, Dominikanische Republik, Honduras, Costa Rica, Brasilien, Hawaii, Florida). 2012 wurden 60 Millionen Tonnen Kokosnüsse weltweit angebaut. Führend auf dem Weltmarkt sind heute die Philippinen, Brasilien und Indien.

Das Öl der Kokosnuss wurde weltweit geschätzt, doch der Zweite Weltkrieg setzte der Erfolgsgeschichte des Naturproduktes ein Ende durch die Unterbrechung der Handelswege im Pazifik. Die Menschen wichen auf andere Fette aus und bauten verstärkt Soja, Mais und Raps an. Dies hatte zum einen für die wirtschaftliche Bedeutung der Kokosnuss weitreichende Folgen. Das weltweit bevorzugte Öl wurde zurück gedrängt, womit die exportierenden Länder ihre Märkte verloren. Außerdem hatte diese Umstellung Folgen für die Gesundheit der Menschen (Quelle: Stefanie Goldscheider: "Kokos"). Später sollte die neu entstandene Industrie vor allem um die Soja- und Mais- Produktion dafür sorgen, dass das Naturprodukt Kokosöl seinen Stellenwert nicht wieder zurück erhielt. Goldscheider nennt dies eine "gezielte Gesundheitskampagne" - doch dazu an anderer Stelle mehr.

So relativ einfach die Züchtung und der Anbau der Kokospalmen auch sind aufgrund ihrer optimalen

Anpassung an das tropische Klima und an die Verhältnisse am Salzwasser, gibt es auch Probleme mit Schädlingen, Milben- und Pilzbefall, dem Cadang-Cadang-Virus und dem "Palmendieb" oder Kokoskrebs, der bis zu vierzig Zentimeter lang ist und bis zu einem Meter Spannweite hat. Was ein Schädlingsbefall bedeutet für eine Kultur, deren wirtschaftliches und dadurch politisches System auf der Kokospalme basiert, ist vorstellbar. Ganze Landstriche und Wirtschaftszweige hängen von der Kokospalme ab. Daher ist vor allem das Palmensterben ein Problem: Eine durch Mikroben verursachte Phytoplasma-Krankheit, die das Vergilben und Sterben der Bäume zur Folge hat.

Naturvölker und die Kokosnuss

Das schöne Mädchen Sina hat sich in den Prinzen von Fidschi verliebt. Um ihr näher sein zu können, tauchte der Prinz als Aal verzaubert in das Wasserloch, in dem Sina täglich badete.

Die fühlte sich durch den Aal belästigt und ließ ihm den Kopf abschlagen. Vorher gestand der Prinz ihr seine Liebe und sagte ihr, dass dort wo sein Kopf begraben würde, eine Palme wachsen und Schatten spenden, Durst und Hunger stillen würde. Deswegen sieht die Kokosnuss aus wie das Gesicht eines Aals.

(Aus der Südsee)

Aufgrund der Nahrhaftigkeit der Kokosnuss war sie ein Grundnahrungsmittel, das im Prinzip alle Bedürfnisse abdecken konnte - vor allem den Wasserbedarf. Naturvölker in Südamerika und Südostasien konnten bei Trinkwassermangel ihren Bedarf ganz über das Wasser in der Kernfrucht abdecken.

Bruce Fife schreibt in seinem Buch "Kokosöl": "Die ersten Entdecker, die im 16. und 17. Jahrhundert die Südseeinseln besuchten, beschrieben die Insulaner als ungewöhnlich stark, kräftig gebaut, schön von Gestalt und freundlich. Ihre Schönheit, hervorragende körperliche Entwicklung und ausgezeichnete Gesundheit machten sie weithin berühmt."

Einige Inseln galten als Garten Eden, dessen Bewohner "in Statur und Aussehen nahezu perfekt" waren. (Fife 2004, S. 53).

Seit Beginn der 60er Jahre des 20. Jahrhunderts wird die fettreiche und zuckerarme Ernährungsweise dieser Menschen erforscht. Trotz der Mengen von Kokosöl in der täglichen Nahrung wiesen die Menschen nach dem Body Maß Index ein ideales Verhältnis von Körpergewicht zu Körpergröße auf. Und das, obwohl sie etwa 60 Prozent ihrer Energie aus gesättigtem Fett bezogen, während die American Heart Association rät, nur 30 Prozent der Energie aus Fett aufzunehmen, gesättigtes lediglich zu zehn Prozent.

Zur Zeit der Untersuchung wurde auf den pazifischen Inseln zu jeder Mahlzeit Kokosnuss verwendet. "Die grüne Nuss liefert das wichtigste Getränk, die reife Nuss, geraspelt oder als Kokosnusscreme, wird mit Taro Wurzel, Brotfrucht oder Reis gekocht, kleine Stückchen Kokosfleisch sind wichtige Snacks für zwischendurch, Pflanzen und Fisch werden mit Kokosöl gekocht. In Tokelau dienen Kokosnusssaft oder Palmwein zum Süßen und als Treibmittel für Brot." (Fife 2004, S. 55).

Der renommierte Ernährungsberater Steven Acuff weist auf die Balance in der Ernährung der Naturvölker im Kokosgürtel hin: "Leinöl und Fischöl enthalten große Mengen an Omega 3 Fettsäuren, die bei der heutigen Ernährungsweise zu kurz kommen. Heutzutage nehmen die Menschen stattdessen zu viele Omega 6 Fettsäuren zu sich, die überwiegend im Mais-, Soja-, Distel- und Sonnenblumenöl auftreten. Dieses allgemeine Ungleichgewicht fördert Entzündungen, Bluthochdruck und Übergewicht, schwächt die Immunkraft und führt sogar zu Krebs. Bei Kleinkindern kann dadurch auch die Entwicklung des Nervensystems negativ beeinflusst werden. Naturvölker nehmen maßvolle Mengen an Omega 6 in Form von Getreide, Bohnen, Samen, Nüssen und sogar über grünes Blattgemüse zu sich, aber sie essen kein Pflanzenöl, wie das bei uns üblich ist."

Dort, wo die Inselbewohner importierte Ware in Form von (Weiß)Mehl, Reis und Zucker in ihren Speiseplan integrierten, kamen erhöhte Cholesterinwerte vor. Als Bewohner des Inselatolls Tokelau nach Neuseeland auswanderten, nahmen sie weniger Fett zu sich als in ihrer Heimat und die Verwendung von Kokosöl ging auf die Hälfte zurück. Sie nahmen "westliche Lebensmittel" zu sich, darunter ungesättigte und gehärtete Fette. In der Folge stieg trotz des geringeren Fettgehalts ihrer Nahrung ihr Cholesterinspiegel an, degenerative Erkrankungen nahmen zu (Fife 2004, S. 56 f.).

In Indonesien werden dressierte Affen zur Ernte eingesetzt. Das hat einen guten Grund: Das Klettern auf im Wind elastisch schwingende Kokospalmen ist

gefährlich. Eine Studie des schwedischen Wissen-
schaftlers Dr. Staffan Lindeberg aus den 80er Jahren
ergab, dass Todesfälle durch Stürze von Kokospalmen während der Ernte verursacht wurden, durch
Kämpfe mit anderen Stämmen oder durch Unfälle -
nicht jedoch durch Krankheiten, die in der westlichen
Hemisphäre das Altern begleiten, um teilweise
vorzeitig zum Tod durch die bekannten Zivilisationskrankheiten zu führen.

Diese waren auf der Insel Kitavia im Archipel der
Tribriand Inseln (Papua-Neuguinea) regelrecht unbekannt - ebenso Demenzerscheinungen bei älteren
Menschen. Die Ernährung dieser Kultur basierte auf
natürlichen Nahrungsmitteln, vor allem der Produkte,
die sie aus der Kokospalme gewannen. Lindeberg gab
als Hauptfettquelle gesättigtes Kokosfett an.

Die so genannte Kitavia-Studie ergab, dass 6 Prozent
der Kitavia zwischen 60 und 95 Jahre alt war, diese
Personen jedoch keine Alterserscheinungen wie De-
menz oder Gedächtnisstörungen aufwiesen. Herzinfarkt und Schlaganfall waren praktisch nicht
vorhanden, dafür gab es den Tod durch Al-
tersschwäche.

Eine große Bedeutung hatte die Kokosnuss für die
Naturvölker in Südamerika und Südostasien in der
Medizin. Die Bestandteile der Kokosnuss wurden
eingesetzt als Entzündungshemmer und Fiebersenker.

Außerdem kannte man die Nieren und Blut reinigende Wirkung der Kokosnuss. In Südostasien ist die Kultur der Kokospalme sehr alt. Sie wird schon in den Schriften des Sanskrit (Ayur veda des Susruta) als Narikela erwähnt. Noch ehe die Europäer nach Ceylon kamen, wurde sie dort als Nahrungsmittel angebaut.

Die Anwendung der Kokosnuss in den Tropen als Heilmittel ist vielseitig. Das Kokosfett wurde medizinisch verwendet, etwa als Salbe bei Hämorrhoiden, zum Einreiben bei Kopfschuppen und Grind. Auch Brandsalben werden aus Kokosfett hergestellt durch Anrühren mit chemisch reinem Kalk. Gemischt oder versetzt mit verschiedenen Pflanzenzusätzen, wie mit Tomatensaft zur Herstellung einer Tomatensalbe gegen Hämorrhoiden, mit Aleurites moluccana gegen Haarausfall, mit Plumbago ceylanica als Zugpflaster hinter dem Ohr bei Kopfschmerzen und bei Rheumatismus, mit den Blättern von Sida rhombifolia als Mittel gegen Hautausschlag, mit Blättern der Calatropis gigantea gegen Insektenstiche, mit Mirabilis Jalapa zum Auflegen bei Karfunkeln, mit drei bis vier Blättern der Jatropha curcas als Leibbinde bei Verstopfung, mit Datura fasturosa und Andropogon nardus als Rheumamittel zum Einreiben mit Curcuma Heyneana gegen Grind und Krätze, wobei ein Auszug eines fingerlangen Stückes gleichzeitig getrunken wird, mit Mentha arvensis gegen steifen Hals, mit Plantago major als

Massagemittel bei Verstauchungen. (Quelle: "Henriettes`s Herbal Homepage").

Das Kokoswasser wurde angewandt gegen Malaria, bei inneren Blutungen, Fischvergiftungen, bei Diarrhöe und Brechruhr und als täglich Mix-Getränk mit jeweils 8 Eiern zur Nachbehandlung von Cholera und Vorbeugung von Thyphus. Die Flüssigkeit aus der Nuss soll auch bei Ruhr mit hohem Fieber sehr wirksam sein, bei Frauen mit klimakterischen Beschwerden - während der Menstruation soll es nicht getrunken werden. Gegen Madenwürmer gibt es ein Rezept von Kokosnusswasser mit zerriebenen Möhren und Kochsalz." Bei Blut im Urin und Schwarzwasserfieber soll das Trinken des Fruchtsaftes sehr gut sein. Auch die Rinde wird gelegentlich bei Ruhr verwendet und von der Asche der Blumenhülle heißt es bei den Javanern, dass diese das stärkste Abführmittel sei. In China wird die Kokosmilch unter der Bezeichnung Lung-sin-Hiang gegen Phthisis gebraucht." (ebda.)

Johnson-Gerard schreibt in seiner "History of plants", 1597 bis 1633, dass die Eingeborenen sich mit dem Fett einrieben, um nach anstrengenden Reisen Schmerzen zu lindern. Oleum Cocois gelte als "vortreffliches Hautmittel" und werde zu Pomaden und Seifen viel verarbeitet (Ewald, Arzneiverordnungslehre, S. 656, 13. Aufl., Berlin 1898.).

Es sei auch ein Bestandteil der Cold-Cream, die in England nicht nur als Kosmetikum, sondern auch als erweichendes Mittel angewendet wird.

Von den Eingeborenen Ostindiens usw. wird die Kokos-Wurzel hauptsächlich als Mittel gegen Diarrhöe und Dysenterie angesehen (Dragendorff, Die Heilpfl. d. versch. Völker u. Zeiten, S. 100.). Die Eingeborenen des früheren Deutsch-Ostafrika verwenden die Wurzel auch heute noch - trotz der Einführung anderer Medikamente - als das beste Mittel gegen Schwarzwasserfieber (Quelle: "Gesundes Bewusstsein - Gisa`s Kompendium").

In Südostasien wird die Kokospalme bereits n in den Schriften des Sanskrits als Narikela erwähnt. Sie wurde in Ceylon als Nahrungsmittel angebaut, beeinflusste aber als Heilmittel die Ayurveda-Lehre.

Gemäß ihrem Stellenwert bei den Völkern des Kokosgürtels, gab es auch Legenden zur Entstehung jener Frucht, die das Überleben in diesen Breiten sicherte, dazu folgende der Chuam:

Vor langer Zeit lebte eine Chamorro-Familie, die zum Stamm der Achote gehörte. Eines der Kinder war ein sehr schönes Mädchen, das alle innerhalb des Stammes bewunderten. Eines Tages hatte das junge Mädchen starken Durst. Siewollte ihren Durst nur mit dem Saft einer außergewöhnlichen Frucht löschen.

Jeder im Dorf versuchte diese Frucht, die sie beschrieb, zu finden, aber vergeblich. Bald wurde das Mädchen sehr krank und starb. Der Vater begrub das junge Mädchen am Gipfel eines Hügels, der das Dorf überragte.

Er stellte auf ihr Grab einen schönen Grabstein, wo der Rest des Stammes Mengen von Blumen hinlegte. Eines Tages bemerkten die Dorfbewohner, dass auf dem Grab des jungen Mädchens eine seltsame Pflanze zu wachsen begann. Sie dachten sofort an Zauberei und bauten einen Schutz, um sie zu beschützen. Fünf Jahre nach der Erscheinung dieser Pflanze hatte sie schon zwanzig Fuß Höhe erreicht und große Früchte erschienen. Eine von diesen Früchten fiel auf den Boden und zerbrach.

Der Chef des Dorfes bat den Vater des toten Mädchens, diese seltsame Frucht zu essen. Aber dieser lehnte ab. Er rief seine Frau und befahl ihr, diese Frucht zu probieren. Nachdem sie sie gegessen hatte, sagte sie, dass diese Frucht Süß und gummiartig sei und nannte sie Kokosnuss. Die Kokosnuss ist auch heute noch eines der Hauptbestandteile der Ernährung der Chamorros. (Quelle: www.uni-duesseldorf.de)

Die Diffamierung von Kokosöl

Es ist schwer, eine neue Erkenntnis als Wahrheit anzuerken-
nen, wenn man jahrelang darauf abgerichtet worden ist, etwas
anderes zu glauben.

Dr. Bruce Fife

Es war ein einziger Wissenschaftler - Ancel Keys - der
in den 50er Jahren dafür sorgte, dass große Bevölker-
ungsteile der Vereinigten Staaten und darüber hinaus
eine Ernährungsumstellung vollzogen, die nicht zu
ihrem Guten war. Oder, wie Buchautor Peter Königs
es ausdrückte: "Die manipulierten Studiendaten des
Ernährungsforschers Ancel Keys ruinieren die Gesundheit von Millionen Menschen." (Königs, 2010).

Keys zeichnet verantwortlich die so genannte Fett-
Hypothese, nach der gesättigte Fettsäuren Herz-
Kreislauf-Krankheiten verursachen. Wissenschaftlich
belegen konnte Keys seine Schlussfolgerungen nicht,
dennoch wurde diese These als Wahrheit erkannt und
in den darauf folgenden Jahrzehnten die Ernährungsempfehlungen danach ausgerichtet - mit fatalen Folgen. Ausgerechnet Diabetes und Herz-Kreislauf-
Erkrankungen verursachende Kohlenhydrate wurden
als Ersatz für zu viele gesättigte Fette wie sie in
Fleisch vorkommen, empfohlen. Tierische Fette
wurden regelrecht verteufelt und die gesättigten
Fettsäuren der tropischen Öle gleich mit. Diese These

passte in das wirtschaftliche Konzept zahlreicher Konzerne, die Soja- und Mais-Produkte vermarkteten. So wurden auch entsprechend weitere Forschungen gefördert.

Der wirtschaftlich bedingte Grund, die neuen Absatzmärkte Soja oder Mais zu stärken war auch, dass die Lebensmittelindustrie ein Verfahren entwickelte zur Hydrierung von Ölen, um sie haltbar zu machen. Dabei entsteht auch die Margarine oderhydrierte Speiseöle für Fertigprodukte. Die Vorteile für die Industrie waren niedrigere Produktionskosten und höhere Gewinne - Grund genug, die Vorteile des Kokosöls nicht zu bewerben. (Quelle: Dr. Mary Newport im Interview mit "Zentrum der Gesundheit", 2012)

Anstelle des Kokos- und Palmöls wurden Öle mit ungesättigten Fettsäuren in den Speiseplan aufgenommen. Diese sind zum Kochen, Braten und Backen ungeeignet, da sie bei Erhitzen gesundheitsschädliche Transfettsäuren bilden. Als Brotaufstrich waren sie - anders als Kokosfett - ebenfalls nicht geeignet. So wurden gehärtete und gesättigte Fette wie Margarine verstrichen. Königs dazu: „Ein Großteil der Zunahme an Herz-Kreislauf-Erkrankungen, Krebs, Diabetes und anderen Krankheiten (ist) auf die Verwendung dieser künstlich erzeugten Transfette zurückzuführen.

Die Vorzüge der tropischen Öle wurden ignoriert und

missachtet. Dr. Mary Enid in ihrem Artikel "Gesundheitsförderndes Kokosöl" (2008) schreibt sie: "Be-
dauerlicherweise gelang es der Öl- und Fettindustrie
in den USA in den späten 1930er und dann wieder in
den 1980er und 1990er Jahren, den Verbrauch von
Kokosöl aus wirtschaftlichen Interessen zu un-
terdrücken. Infolgedessen verzichteten die Lebens-
mittelhersteller in den USA und den von den USA
stark beeinflussten Staaten auf die Vorzüge der Laurinöle." (Enid, 2008). Enid spricht sogar von einer
"Antihaltung gegen gesättigte Fette": "Die Redaktion
der Consumer Reports schrieb, dass "(…) 1962 (…)
einer der Redakteure feststellte, dass der
Durchschnittsamerikaner jetzt genau solche Angst
vor Fetten hat wie früher vor Hexen" (eb-
da.)Tatsächlich hat es den Anschein, dass eine gezielte
Kampagne gestartet wurde.

Das Kokosöl gehörte einst zu den meist genutzten
und am weitesten verbreiteten Speiseölen, vor Raps-
und Palmöl. "Heute rangiert Kokosöl mit weltweit
gehandelten drei Millionen Tonnen auf Platz acht.
Die Produktionsmenge von Kokosöl hat sich in den
letzten fünf Jahrzehnten zwar verdoppelt, die von
Palmöl ist im selben Zeitraum aber um das 25-fache
auf fast 40 Millionen Tonnen angewachsen, die von
Rapsöl um das 15-fache. Auch die Produktionsmenge
von Sojaöl hat sich verzwölffacht und liegt heute bei
35 Millionen Tonnen. Relativ gesehen hat sich die
Kokosölproduktion also stark verringert." (Quelle:

Stefanie Goldscheider: "Kokos").Dr. Bruce Fife nennt die Ära der vorherrschenden Öle den "Fluch der Transfettsäuren".

Dr. Jon J. Kabara, Professor Emeritus der Chemie und Pharmakologie Michigan State University, schreibt im Vorwort zu Bruce Fife`s Buch "Kokosöl" , dass die Behauptung, Kokosöl verursache Herz-Kreislauf-Erkrankungen, in dem es den Cholesterin-spiegelerhöhe, eine "Negativpropaganda" sei. Das Propagieren des Umstellens von tropischen Ölen mit gesättigten Fettsäuren zum Beispiel auf Sojaöle aus amerikanischer Produktion sei im eigenen politischen und letztendlich wirtschaftlichen Interesse von Seiten der American Soybean Association und des Center für Science in the Public Interest geschehen - ohne bekannt zu machen, dass es bestimmte Untergruppen gesättigter Fette gäbe, die "sehr wohl gesund" seien (Fife 2004, S. 11).

Fife nennt in seinem Buch das Diffamieren des Ko-kosöls zugunsten von Sojaölen und anderen Pflan-zenölen aus gehärteten Fetten- "eines der ungesün-desten Speiseöle überhaupt" -den "Krieg um tro-pische Öle", angezettelt von der Soja-Industrie. Fife schreibt sogar von einer öffentlichen "Angst vor gesättigten Fettsäuren und den vermeintlichen Zusammenhang mit Herz-Kreislauf-Erkrankungen", einer inszenierten "Krise der Volksgesundheit" (Fife 2004, S. 26). Malaysische Tropenöl-Händler versuch-

ten dennoch, ihre Produkte am Markt zu position-
ieren -der Auftakt zum Krieg um tropisches Öl, zu
dem Kokos- und Palmöl gehören.

Wie sehr die US-amerikanische Öffentlichkeit davon
erfasst wurde, zeigt die Entscheidung von großen
Fast-Food-Ketten, nur noch die als gesund bezeich-
neten mehrfach ungesättigten Pflanzenöle zu verwenden. Damit wurden an ein Massenpublikum Lebensmittel verkauft, die in Öl zubereitet wurden, das
zu großer Hitze ausgesetzt und somit höchst gesundheitsschädlich war.

Fife dazu: "Das Fett war auch noch gehärtet. Diese
Art von Fett ist schlimmer als Rindertalg, weil es tox-
ische Transfette enthält. Transfettsäuren wirken sich
weit negativer auf den Cholesteringehalt des Blutes
aus als Rindertalg, sie gelten deshalb als größeres Risiko für eine Herz.-Kreislauf-Erkrankung" (Fife 2004,
S. 28). Stimmen, dass nur zwei Prozent der amerikanischen Bevölkerung überhaupt tropische Öle nutzten
und dies Zahlen kaum die Sorge rechtfertigten, eine
Nation ernähre sich ungesund - aber auch im
Umkehrschluss Einwände, dass jene Völker, die tropische Öle verwendeten, kaum an den gefürchteten
Krankheiten litten, wurden nicht gehört. Das Resultat:
"Lebensmittel, die Tropenöle enthalten, sind nur
noch schwer zu finden." (Fife 2004, S. 30).

Das Problem ist wie erwähnt, dass in der Bevölkerung

- aber auch bei namhaften Ernährungswissenschaft-
lern und -beratern - nach wie vor die Meinung
vorherrscht, dass gesättigte Fettsäuren grundsätzlich
ungesund seien. "Gesättigtes Fett ist zu einem
Übeltäter abgestempelt worden, den man um jeden
Preis vermeiden müsse" (Fife 2004, S. 57). Der Grund
hierfür sei, dass angenommen wird, dass gesättigte
Fette von der Leber in Cholesterin umgewandelt
werde, womit das Risiko einer Herz-Kreislauf-
Erkrankung wachse. Fife führt jedoch an, bei vielen
Patienten, die an einer Herz-Kreislauf-Erkrankung
sterben, der Cholesterinspiegel nicht erhöht sei,
zudem gebe es zahlreiche "Mittäter" wie Rauchen,
Diabetes, Adipositas, Stress, Bewegungsmangel und
ähnliche, hinlänglich bekannte, Risikofaktoren für die
Gesundheit.

Zur Prävention werden Öle mit mehrfach ungesättigten Fettsäuren empfohlen. Doch gerade Öle mit
ungesättigten Fettsäuren, so Fife, seien anfällig für die
Bildung freier Radikale (Fife 2004, S. 43). Aufgrund
ihrer labilen Ketten werden sie schnell ranzig und
damit gesundheitsschädlich. Sie oxidieren gern, sie
sind gewissermaßen aufgrund ihrer freien Andock-
Stellen (die Doppelbindungen zwischen Kohlenstoffatomen, die leicht aufbrechen) offen für Reaktionen mit weiteren Atomen.

Zu schmecken ist das Ranzig werden nicht immer.
Fife weist darauf hin, dass konventionell verarbeitete

und raffinierte (nicht naturbelassene) Öle sogar oft bereits ranzig in die Läden kämen. Raffinierte Öle sind erhitzt worden, in der Küche werden kalt gepresste naturbelassene Öle von unkundigen Verbrauchern in Pfanne oder Topf erhitzt. Das Öl bildet somit die freien Radikale, die man mit einer entsprechenden Ernährung eigentlich eindämmen will und Transfettsäuren, die Zellstrukturen zerstören,- und die man nur vermeiden müsste.

Bei gesättigten Fettsäuren dagegen sind die Andockstellen belegt. Kokosfett verträgt hohe Hitze, ohne seine Stabilität zu verlieren. Fife nennt es das "sicherste Öl zum Kochen und Braten" (Fife 2004, S. 46) und "das gesündeste Öl der Welt".

Auch gegen Herz-Kreislauf-Erkrankungen kann Kokosöl sinnvoll eingesetzt werden. "Im Unterschied zur Standardbehandlung von diversen Herz-Kreislauf-Erkrankungen ist Kokosöl preiswert, hat keine unerwünschten Nebenwirkungen und steht jedermann problemlos zur Verfügung." Dies endlich bekannt zu machen, so Fife, sei jedoch ein Problem: Die Medizinindustrie habe kein Interesse daran, weil Kokosöl keinen Profit verspreche - anders als konventionelle Behandlungsmethoden und Medikamente. Herz-Kreislauf-Erkrankungen sind immerhin eine Volkskrankheit in den Industrieländern, in Deutschland sind sie nach wie vor Todesursache Nummer eins - und das, obgleich Kokosöle, beziehungsweise tropische Öle hier kaum Verwendung finden, was die Behauptung nochmals schwächt, gesättigte Fette seien Verursacher von Herz-Kreislauf-Erkrankungen.

Mit dem nahezu flächendeckenden, von entsprechenden Kampagnen begleiteten Verbrauch von Ölen mit ungesättigten Fettsäuren auf dem amerikanischen Markt und in Westeuropa -nahmen die Herz-Kreislauf-Erkrankungen entsprechend zu.

Vor allem die gesundheitsfördernden Funktionen der Fettsäuren in Kokosnüssen, so Dr. Mary Enig werden allerdings nach und nach wieder entdeckt: "Aufgrund jüngster Berichte der amerikanischen Gesundheitsbehörde FDA, die eine Kennzeichnung der Transfettsäuren fordern, wird Kokosöl in eine wettbewerbsfähigere Position gehoben, was ihm zur Rückkehr in die Back- und Schnellimbiss- Industrie verhelfen kann, wo es seit jeher wegen seiner Funktionsvielfalt geschätzt wird. Jetzt kann es für eine weitere Eigenschaft Wertschätzung erlangen: die Verbesserung der menschlichen Gesundheit."

Die Fette

Kohlenhydrate machen hungrig, Fett macht satt.

Peter Königs, Autor von "Das Kokosbuch"

Fette sind lebenswichtig. Sie sind Energielieferanten und zuständig für die Regulierung der Körperwärme, für die Zellbildung sowie von Hormonen sowie um die fettlöslichen Vitamine A, D, E und K aufnehmen zu können. Mittlerweile ist die Tatsache, dass die Vitamine einer Karotte nicht aufgenommen werden können, wenn sie nicht mit Fett - etwa als Salat mit Olivenöl - kombiniert wird, eine Binsenweisheit.

Dass die Aufnahme von Fett existenziell wichtig ist, wird in der heutigen Zeit immer wieder vergessen. Fett wird grundsätzlich als etwas Negatives bewertet - das steht unter anderem im Zusammenhang mit einer langen Tradition des Abnehmens, einer zurückgehenden Koch- und Esskultur sowie einem insgesamt zunehmend gestörten Verhältnis zu Nahrung. Seit Maschinen den Menschen bei schweren körperlichen Arbeiten abgelöst haben und der Energiebedarf zurück gegangen ist, wird versucht, eine kalorienärmere Ernährungsweise zu finden und eine Küchenkultur zu finden, die den modernen Arbeits- und Lebensweisen angepasst ist.

Ein Beispiel ist der Übergang von energiereicher

Hausmannskost zu mediterranen Gerichten, die aufgrund ihres Schwerpunkts auf Gemüse und Salate "leicht" genannt werden. In der Regel nehmen wir immer noch zu viel Fett und vor allem zu viele Kohlenhydrate auf. Das Thema Fett beschäftigt uns täglich, in den Köpfen geblieben ist der Rat von Experten, Fleisch mit Fetträndern als Herz schädigende Kost zu ersetzen durch mageres Fleisch und auch dies nur ein- bis zweimal in der Woche - zugunsten von Ballaststoff reichen Gerichten.

Tierisches Fett, so wird gelehrt, ist gesundheitsschädliches Fett, weil es gesättigte Fettsäuren enthält. Hauptersatz wurde die Margarine - einst Fettersatz in Kriegszeiten, heute in nahezu jedem Kühlschrank zu finden als Brotaufstrich sowie als Fett zum Backen und Braten. Margarine enthält zwar ungesättigte aber gehärtete Fettsäuren, die definitiv gesundheitsschädlich sind. Die Margarine enthält zudem Stoffe, die der Körper gar nicht verstoffwechseln kann. Empfohlen als unabdingbar für eine gesunde Ernährung sind Öle mit ungesättigten Fettsäuren. Fettarme Koste muss nicht gesund sein. So gehören zu den Gerichten, die große Teil der Bevölkerung im Mittelmeerraum gesund erhalten, kalt gepresste Olivenöle, die großzügig Verwendung finden und an die sich der Verbraucher im nördlicheren Europa erst gewöhnen musste.

Die Botschaft ist angekommen: Pflanzenöle mit ungesättigten Fettsäuren sind ein Baustein eines gesunden Ernährungsplans. Und zu viele tierische gesättigte Fette sind es nicht. Dies wird derart aufgefasst, dass gesättigte Fette grundsätzlich zu vermeiden seien.

Der international tätige Ernährungs-Experte Steven Acuff nennt dies das "große Missverständnis". Denn es gibt tierische und pflanzliche gesättigte Fette, die durchaus gesund sind und ebenso Öle mit ungesättigten Fettsäuren, die man meiden sollte: "Gleichzeitig wird uns von vielen Fachleuten erzählt, wir sollten uns fettarm ernähren, zum einen um abzunehmen, zum anderen um Herzleiden, Krebs und andere degenerative Krankheiten zu vermeiden. Unter diesen Fachleuten befinden sich Ärzte, Vertreter von Regierungsbehörden und Vereinigungen des Gesundheitswesens mit scheinbar eindrucksvollen Referenzen. Vor allem die gesättigten tierischen Fettsäuren werden normalerweise als Bösewichte dargestellt. Seit etwa 1950 wird die Theorie verbreitet, dass diese Krankheiten durch gesättigte Fettsäuren verursacht würden, aber seither hat eine ganze Reihe von Untersuchungen überzeugend dargestellt, dass diese Theorie falsch ist.

Sie passt allerdings gut zu der Marketingstrategie der riesigen Nahrungsmittel verarbeitenden Industrie, die raffinierte pflanzliche Öle und Margarine verkauft, durch diese Machtposition wurde die Theorie seither ganz massiv unterstützt." (Steven Acuff: "Fette und

Öle - das große Missverständnis").

Acuff argumentiert, dass tierische gesättigte Fette zu einer gesunden Mischkost gehören und erläutert, dass der Verweis auf Herz schädigende Wirkungen nicht überein stimme mit den Zahlen zur Zunahme des Fleischverzehrs. Vielmehr schreibt Acuff die steigenden Zahlen von ernährungsbedingten Herz-Kreislauf-Erkrankungen im 20. Jahrhundert der vermehrten Aufnahme von raffinierten pflanzlichen Ölen und Margarinen sowie von Zucker zu, der im Körper zu Fettsäuren verstoffwechselt wird: "Die Vorstellung, dass das Fett selbst zu Herzleiden und Krebs führt, trifft nicht den Kern der Sache." Acuff sieht wie Fife eine Ursache in der Verwendung von Soja anstelle von Sesam-, Lein- und Olivenöl oder auch Kokosöl. Der Ernährungsexperte kritisiert die Verwendung von raffinierten Fetten und generell "denaturierten Nahrungsmitteln".

Um die Bedeutung von Fetten für die Gesundheit des Menschen besser beurteilen zu können, muss man sich mit den Fettsäuren beschäftigen. Es gibt kurze oder niedere Fettsäureketten mit bis zu sieben Kohlenstoff-Atomen, mittellange wie im Kokosfett, mit acht bis zwölf sowie lange oder höhere Fettsäuren mit über zwölf Kohlenstoffatomen. Die mittleren Fettsäuren, auch mittelkettigen Triglyzeride (Middle Chain Triglycerides: MCT) genannt, kann der Körper sofort verwerten und in Energie verwandeln. Der

Abbau langer Fettsäureketten dauert länger, diese Energie wird als Reserve gespeichert. Dieser Effekt ermöglichte dem Menschen in anderen Lebensumständen das Überleben, ist heute jedoch ein Zuviel des Guten und führt unter anderem zu Übergewicht.

Es gibt zwei mehrfach ungesättigte Fettsäuren, die essentiell sind, weil wir sie nicht selbst bilden können, sie werden auch als Vitamin F bezeichnet: Das ist die Omega 3 Fettsäure (Linolensäure) und die Omega 6 Fettsäure (Linolsäure).

Acuff betont, dass Fette in entsprechender Balance aufgenommen werden müssten, um den Organismus gesund zu erhalten. An Omega 3 Fettsäuren fehle es in der modernen Ernährung, dagegen nähmen die Menschen zu viel Omega 6 Fettsäuren auf in Form von Mais-, Sonnenblumen-, Soja- und Distelöl mit gesundheitlichen Folgen, die von Bluthochdruck bis zu Krebs reichen.

Außerdem weist Acuff auf die Instabilität mehrfach ungesättigter Fettsäuren hin. Unter Einwirkung von Hitze, Licht und Sauerstoff bilden sie freie Radikale: "Mögliche Konsequenzen des Verzehrs derart denaturierter Nahrungsmittel sind unter anderem allgemeine gesundheitliche Probleme, wie ein beschleunigter Alterungsprozess, und zwar sowohl körperlich als auch geistig, sowie bestimmte Krankheiten, wie beispielsweise Arthritis, Rheumatismus, Parkinson und Alzheimer. Freie Radikale schädigen die Organe und die DNS und sind daher auch Krebs fördernd.

Es überrascht nicht, dass die medizinische Forschung immer wieder den Zusammenhang zwischen den mehrfach ungesättigten Fettsäuren und dem Krebs hervorhebt." Acuff empfiehlt: "Es ist sinnvoll, täglich Butter aus biologischer Landwirtschaft zu essen und die Finger von Margarine und verarbeiteten Nahrungsmitteln zu lassen, da diese künstlich hergestellte Fette und raffinierte Öle enthalten". Natürliches Kokosfett und Kokosmilch dagegen könnten Butter ergänzen, Margarine aus Palmöl sei ebenfalls zu empfehlen. Somit sind es auch wieder die tropischen Fette, die die Gesundheit fördern. Die richtige Kombination von Fett, Protein und unraffinierten Kohlenhydraten aus Vollgetreide und Gemüse vermittle nach der Mahlzeit ein angenehmes Gefühl der Sättigung, das mehrere Stunden lang vorhalte, womit auch Gewichtsprobleme verschwinden.

Das gesunde Fett der Kokosnuss

Der einfache Schritt, raffinierte Pflanzenöle aus Ihrer Ernährung zu verbannen und sie durch Kokosöl zu ersetzen, wird Wunder wirken.

Dr. Bruce Fife

Kokosöl gehört zu den funktionellen Lebensmitteln (Dr. Mary Enig, 2008: "Gesundheitsförderndes Kokosöl") - das sind nach Enig (festgelegt auf einer Sonderkonferenz) Lebensmittel, die "einen zusätzlichen gesundheitlichen Vorteil" bieten, der die reine Versorgung mit Grundnährstoffen weit übertrifft, nach dem Bundesinstitut für Risikobewertung sind es "Lebensmittel, die über ihre Ernährungsfunktion hinaus gesundheitlich bedeutsame, physiologische Parameter beim Verbraucher langfristig und gezielt beeinflussen sollen".

Diese Bewertung verdiene die Kokosnuss durch ihren Gehalt an Fettsäuren wie der Laurin- und Caprylsäure, die beim Verzehr sowohl Energie (Nährstoffe) als auch den Ausgangsstoff für antimikrobielle Fettsäuren und Monoglyceride (funktionelle Inhaltsstoffe) liefere, so Enig. So scheint es eine Wiederentdeckung der gesunden Eigenschaften der Kokosnuss zu geben - und das zu Recht.

Steven Acuff dazu: "Kokosfett war in den Tropen

schon immer ein wichtiges Nahrungsmittel für gesunde Menschen. Trotz der vielen gesättigten Fettsäuren, die sie zu sich nehmen, gab es unter ihnen kaum Herzkranke, und degenerative Krankheiten treten dort erst seit Einführung von Zucker und anderen raffinierten Lebensmitteln auf." Um den Verbrauch von Ölen aus Raps, Mais und Soja anzukurbeln und damit die nach dem Zweiten Weltkrieg neu entstandenen Absatzmärkte zu erhalten, wurden gesättigte Fette, wie sie in Fleisch vorkommen, regelrecht verteufelt - diese Kampagnen zielte jedoch auch oder vor allem auf das Kokosfett.

Die Schwarz-Weiß-Malerei von ungesunden, gesättigten Fetten die Herz und Kreislauf belasten und den Cholesterinspiegel steigen lassen und ungesättigten, die die Gefäße schützen und die Bildung von "gutem" Cholesterin ermöglichten, vereinfachte jedoch in unsachlicher Weise. So ist mittlerweile bekannt, dass auch tierische Fette zu einer gesunden Mischkost gehören. Die Fettränder am Steak zu entfernen, um dann industriell bearbeitetes Pflanzenfett zum Braten hinzu zu geben, das sich beim Braten in ungesunde Transfettsäuren verwandeln, ist unsinnig. Gesund wäre, das Steak im eigenen tierischen Fett zu garen.

Seit einigen Jahren wird die Kokosnuss neu entdeckt und steht vor allem im Fokus der Wissenschaft. Grund dafür ist, dass Gesellschaften, deren Ernährung auf der Kokosnuss oder auf Palmöl basiert, nicht an den bekannten Zivilisationskrankheiten leiden und zum anderen, dass Gesellschaften wie die der Vereinigten Staaten zunehmend an Herz-Kreislauf- und Krebserkrankungen, Arthritis, Alzheimer und so fort erkranken - obgleich sie hauptsächlich die als gesund propagierten pflanzlichen Öle verwenden und verzehren.

Ein Faktor, der die Kokosnuss so einzigartig und überaus gesund macht, ist die Laurinsäure, deren Wirkung lange nicht entdeckt, beziehungsweise unterschätzt wurde. Stefanie Goldscheider: "Vielleicht wurde zu spät erkannt, welch wichtige Rolle ausgerechnet die Laurinsäure im Körper spielt. Die Qualitäten von Muttermilch zur Infektionsabwehr der Babys und zur Stärkung des Immunsystems ist jedenfalls allgemein bekannt." Wenn die Rede von den mittellangen Fettsäuren der Kokosnuss ist, ist damit vor allem die Laurinsäure gemeint, sie macht etwa die Hälfte des Kokosöls aus. Zum Vergleich: Butter enthält zwei bis fünf Prozent Laurinsäure.

Dr. Mary Enid: "In der Vergangenheit war sich der überwiegende Teil der Ärzte, Lebensmittel- und Ernährungswissenschaftler über die möglichen gesundheitlichen Vorzüge, die der Verzehr von Lebensmitteln aus Kokos und Kokosöl bietet nicht bewusst. Dies ändert sich nur langsam."(Enid, 2008).

Wie etabliert die Kokosnuss als Heilmittel ist, zeigen

Kräuterbücher vergangener Jahrhunderte. Im "Kreuterbuch" des Matthiolus aus dem Jahr 1563 heißt es zur Wirkung der Kokosnuss:

"Die Nüsse so man ihr viel nützt machen mit ihrer Feuchtigkeit den Magen wankelbar oder schlüpfferig dass er die Speiß nicht wohl begreifen kann. Das Pulver der Nüsse mit Zimtröhren genommen mehre generandi facultatem. Die Nüsse machen feist, wären gut gegen Schwindsucht und Keuchhusten. Das Öl lindere die Schmerzen der guldnen Ader, des Lendenweh, Zipperleins und bei Steinleiden. Auch vertreibe es Würmer"

Das "Kreuterbuch" des Lonicerus von 1654 nennt das Öl als wirksam gegen Blasenleiden, als stopfendes Mittel und gegen Phlegma sowie gegen Hüftweh, mit Pfirsichkernen stillt es Hämorrhoidalblutungen; gut 200 Jahre später empfiehlt v. Haller in seinem "Medic. Lexicon" von 1755 die Kokosnuss als Nahrung für Schwindsüchtige, dass sie die Steinschmerzen lindere und "den natürlichen Samen mehre". (Quelle: "Henriette`s Herbal Homepage").

Das Kokosöl

Wieso sind in den Ländern, wo sehr viel Kokosöl benutzt wird, genau die Krankheiten so selten, die angeblich durchgesättigte Fettsäuren ausgelöst werden?

Peter Königs

Das Kokosöl, das durch das Pressen des Fruchtfleischs der Kokosnuss entsteht, ist besonders reich an gesättigten Fettsäuren, ebenso wie tierische Fette. Da es einen talgigen, ranzigen Geruch hat, wird es vor dem Gebrauch oft desodoriert. Der Geruch ist jedoch kein Hinweis darauf, dass das Fett ranzig ist, Kokosöl ist sogar ein sehr stabiles Fett, dass sich ungekühlt etwa ein bis drei Jahre hält. Bei Zimmertemperatur ist es ein fester Block, der bei 20 bis 25 Grad schmilzt, der Rauchpunkt liegt bei 194, der Flammpunkt bei 288 Grad Celsius.

Kokosöl ist sehr vielseitig einsetzbar, so wird es unter anderem von der Kosmetik-, der Pharma- und der Treibstoffindustrie genutzt. Holland, Frankreich und Deutschland importieren rohes Kokosöl als Rohstoff. Die USA führen vor allem fertiges Kokosöl ein. Kokosnüsse sind in vielerlei Hinsicht gesund. Die Aufnahme von Kokosöl und -fruchtfleisch unterstützt durch den Gehalt der Kokosnussbestandteile an Antioxidantien das Immunsystem. Da es die Aufnahme von Calcium verbessert, wirkt es Osteoporose

entgegen. Sogar das Auftreten von diversen Krebserkrankungen soll vermindert werden, ebenso Karies
und Parodontitis - die durchaus (einzelne) schwere
Erkrankungen nach sich ziehen kann. Kokosöl hilft
beim Abnehmen und zügelt den Appetit.

Die Wirkstoffe im Kokosnussöl sind Capryl-, Laurin-
und Myrsitinsäure. Biologisches Kokosöl ist in seiner
Zusammensetzung der Muttermilch am nächsten
(www.zentrum-der-gesundheit.de, 2008). Das liegt an
dem hohen Gehalt an Laurinsäure, die wie Muttermilch eine Infekt abwehrende Wirkung hat und das
Immunsystem unterstützt. Mütter kennen die
Empfehlungen, ihre Säuglinge durch Stillen in den
ersten sechs Monaten vor Krankheiten zu schützen.
In den folgenden Kapiteln geht es um die Anwendung des fast in Vergessenheit geratenen hochwertigen Geschenks von Mutter Natur.

Herz-Kreislauferkrankungen

Kokosnuss ist ein gesundes Tonikum, gesund für das Herz

(Jamaika)

Kokosöl steht im Ruf, Herz-Kreislauf-Erkrankungen zu verursachen. Doch Bruce Fife hält dagegen: "Die Einwohner der Pazifikinseln, deren traditionelle Ernährung sehr viel Kokosnuss enthält, werden nicht herzkrank" (Fife 2004, S. 53).

Bruce Fife erwähnt in seinem Buch "Kokosöl", dass für ihn das erste Indiz auf die gesunde Wirkung von Kokosöl war, dass es in Krankenhäusern als Nährlösung für Infusion bei Schwerkranken verwendet sowie als Heilmittel genutzt und von der amerikanischen Nahrungs- und Arzneimittelbehörde Food and Drug Administration als sicheres natürliches Nahrungsmittel klassifiziert wurde (Fife 2004,15). Ein weiterer Hinweis war die außerordentliche Gesundheit jener Kulturen, die sich seit Menschengedenken hauptsächlich mit der Kokosnuss ernährten, ohne an Herz-Kreislauf-Erkrankungen, Krebs, Diabetes und Arthritis zu leiden. Umgekehrt litten jene, die die traditionelle auf der Kokosnuss basierenden Kost aufgaben zugunsten moderner westlicher Ernährungsgewohnheiten, an den typischen Zivilisationskrankheiten wie Gicht, Diabetes, Arteriosklerose, Adipositas und Bluthochdruck (Fife 2004, S. 21).

Fife spricht sich dafür aus, statt des Cholesterinspiegels den Homocysteinwert im Blut als Indikator für das Risiko von Herz-Kreislauf-Erkrankungen zu betrachten - eine Aminosäure, die unter anderem in Milch und Fleisch vorkommt. "Homocystein kann dazu beitragen, dass der Cholesterinwert steigt, und die Verbindung zwischen hohem Cholesterinwert und einer Herz-Kreislauf-Erkrankung rührt womöglich eher vom Homocystein her als vom Cholesterin (oder gesättigten Fett). (Fife 2004, S. 58).

Die gefürchtete Umwandlung gesättigter Fette in Cholesterin durch die Leber beträfe auch andere Fett und sogar Kohlenhydrate - das in Gemüse, Obst und vor allem im Getreide vorkomme. Zudem würden eher ungesättigte Fettsäuren und Cholesterin zur Arterienverstopfung führen als gesättigte Fette, weil diese aufgrund ihrer Struktur nicht zur Oxidation neigen. Ebenso erhöhten ungesättigte Fette die Klebefähigkeit der Blutplättchen, was zu den gefürchteten Blutpfropfen führen könne (Fife 2004, S. 57 ff.). Dass Kokosöl den Cholesterinspiegel nicht erhöht, wurde in einem Selbstversuch von zehn Medizinstudenten auf den Philippinen belegt. (ebda.).

Auch das Image des Cholesterin sieht Fife als missverstanden. "Aber Cholesterin kommt nicht einfach so die Arterie entlang spaziert und beschließt plötzlich, sich irgendwo anzuheften. (...) Der Körper benutzt Cholesterin, um Verletzungen der Arterienwand zu verkleistern und somit zu reparieren." Die Tod bringenden Verstopfungen bestünden vielmehr aus Eiweißen und seien hauptsächlich Narbengewebe nach Verletzungen an den Gefäßwänden.

Ursache für diese Beschädigungen sind nach Russell Ross Gifte, freie Radikale, Viren und Bakterien(Fife 2004, S. 61). Das Gerinnsel ist also eigentlich eine Art Wundpflaster aus Narbengewebe, Blutplättchen, Calcium, Cholesterin und Triglyzeriden, das bei Gefäßverengungen fatale Folgen haben kann. Cholesterin ist durchaus an diesem Vorgang, der Arteriosklerose, beteiligt und ein erhöhter Cholesterinwert begünstigt diesen Prozess.

Gefäßverengungen wiederum entstehen durch zu viel Cholesterin, Rauchen, Bewegungsmangel, Diabetes, Bluthochdruck - wieder einmal die allzu bekannten Sünden in der Lebensweise der westlichen Zivilisation. Arteriosklerose ist eine Alterserscheinung -die Elastizität der Gefäße lässt mit den Jahren nach - aber verfrüht ist sie eine Folge der Lebensführung und Ernährungsweise (Hajnalka Prtohaska: "Arteriosklerose - Durchblutungsprobleme und Gefäßverschluss"). Im Allgemeinen wird hier eine Mischkost empfohlen mit Vollkorn- und Milchprodukten, Gemüse und Obst, magerem Fleisch sowie Pflanzenölen und die Ausübung von Ausdauersport, um die Gefäßwände elastisch zu halten.

Doch gibt es noch andere Auslöser der Arteriosklerose wie chronische Entzündungen, vor allem im Mund- und Zahnbereich, bakterieller Befall wie durch Chlamydien, Entzündungen der Atemwege oder Infektionen mit Viren wie den Herpes-Virus. Diese Infektionen fördern die Entstehung von Plaques in den Arterien. Fife sieht hier einen Zusammenhang zwischen Risikofaktoren wie Rauchen, Bewegungsmangel oder Stress und der Tatsache, dass Immunsystem dadurch beeinträchtigt wird und eine Infektion nicht kontrollieren kann. Dann gäbe es "Anlass für Alarm" (Fife 2004, S. 65). Antibiotika wirken nur bei bakteriellen Infektionen, zudem gibt es eine allgemeine zunehmende Antibiotika- Resistenz.

Fife sieht die Lösung in der Verwendung von Kokosöl: Seine mittellangen Fettsäure (MCFA) könnten alle drei Arten wichtigen Arten atherogener Keime unschädlich machen. Damit wäre die Kokosnuss ein Mittel gegen die in den Industrieländern vorherrschenden und Arteriosklerose verursachenden Infektionen durch Helicobacter pylori (Magenschleimhautentzündungen und -geschwüre), Chlamydia pneumoniae (Lungenentzündung) und Zytomegalievirus (Herpes). Außerdem schützt Kokosöl generell vor freien Radikalen, die Zellen schädigen und unter anderem Krebserkrankungen auslösen und senkt außerdem den Cholesterinspiegel.

"In Indien wurde den Menschen in den Kokosnuss-

Anbaugebieten geraten, kein Kokosöl mehr zu essen, weil es Herz-Kreislauf-Erkrankungen verursache. Also griffen sie stattdessen zu Margarine und industriell verarbeitetem Pflanzenöl - und innerhalb weniger Jahre traten dreimal mehr Herz-Kreislauf-Erkrankungen auf." Der Verzehr von Kokosöl war offensichtlich nicht für den Anstieg verantwortlich. Jetzt empfehlen Wissenschaftler in Indien die Rückkehr zu Kokosöl, um das Risiko einer Herz-Kreislauf-Erkrankung zu senken. (Fife 2004, S. 74).

Die Keimbekämpfung durch die Kokos-nuss

"Eine Pizza, die mit Kokosöl gebacken wurde, oder ein Pudding aus Kokosmilch - das klingt doch viel appetitlicher als ein paar scheußlich schmeckende Pillen"

Dr. Bruce Fife

Keime sind Krankheitserreger. Dazu gehören Bakterien, Viren und Schimmelpilze, die Mikroorganismen angreifen - zum, Beispiel jene in den Schleimhäuten, die den Körper gesund erhalten. Kokosöl kann gegen diese Keime, die natürlichen Feinde des Menschen, zerstörerisch wirken. So unterstützt es den Körper im Kampf gegen Viren, die Herpes, Grippe, Hepatitis C und AIDS sowie andere virenbedingte Krankheiten verursachen. Dabei werden nützliche Keime offensichtlich nicht angegriffen, dies weiß man zumindest von Darmbakterien, die zur Besiedlung der Darmschleimhaut gehören. Ebenso greifen die Fettsäuren der Kokosnuss auch nicht jeden schädlichen Keim an, dies ist für Escherichia Coli und Salmonella enteritidis nachgewiesen.

Jon J. Kabara hat mit seinem Team im Jahr 1978 nachgewiesen, dass mittelkettige Fettsäuren und ihre Derivate, die bereits erwähnten Monoglyceride, eine schädliche Wirkung auf verschiedene Mikroorganismen haben können. Zu den Mikroorganismen, die auf diese Weise inaktiviert werden, gehören Bakterien, Hefen und andere Pilze sowie Viren mit einer Lipidhülle (Enid, 2008).

Auch der Ernährungsexperte Steven Acuff gibt an, dass die kurzen und mittellangen Fettsäureketten in der Butter und im Kokosfett vor Bakterien, Viren und Hefepilzinfektionen im Verdauungsapparat schützen. Sie stärken das Immunsystem und unterbinden sogar die Bildung von Tumoren. Dagegen hat sich erwiesen, dass der übermäßige Verzehr von mehrfach ungesättigten Fettsäuren wachstumsfördernd auf Tumore wirken kann.

Die keimtötende Wirkung geht unter anderem auf die Laurinsäure zurück, die auch in der Muttermilch vorkommt und den Säugling in den ersten Lebensmonaten vor Krankheiten schützen und ihn dagegen immunisieren kann.

Wer Kokosöl und Kokosmilch verwendet, nimmt auch Laurinsäure zu sich. Die Laurinsäure durchdringt die Zellwand von Krankheitserregern wie Bakterien, Pilzen und Viren und führt damit zu deren Absterben. Auch die weit verbreiteten Herpes- und Grippeviren sowie Candida-Pilze kann das Kokosfett vernichten. Dr. Mary Enid: "Mithilfe von monocaprinhaltigen Hydrogelen können sexuell übertragbare Viren wie HSV-2 und HIV-1 und Bakterien wie

Neisseria gonorrhoeae wirkungsvoll inaktiviert werden." (Enid, 2008).

Auch Steven Acuff hebt die Bedeutung der Laurinsäure hervor. "Der Wirkmechanismus der Laurinsäure ist einfach und effektiv: Die Fettsäure löst die Fettbestandteile der Hüllmembran des Virus auf und inaktiviert es. Wichtig ist das Zusammentreffen von Laurinsäure und Virus im Organismus, was für eine höhere Aufnahme an Laurinsäure spricht. Doch auch der Laurinsäuregehalt von Muttermilch hängt mit dem Konsum an Laurinsäure der Mutter zusammen. Kokosplätzchen, Kokoschips und Kokoskuchen für Jung und Alt sind unter diesem Aspekt eine gesunde Sache."

Lipide wirken nicht grundsätzlich keimtötend, ihre Wirkungsweise hängt von ihrer Struktur ab. Monoglyceride sind "aktiv", Di- und Triglyceride nicht. Nur weil die Laurinsäure im menschlichen Organismus auch in Monoglyzeride zerlegt wird, können diese so segensreich für den Menschen wirken.

Erste wissenschaftliche Berichte über die antimikrobiellen Effekte der Laurinsäure gegen Bakterien, Hefen, Pilze und bestimmte Viren gibt es seit den 1960er Jahren. Seit den 1990er Jahren kennt man spezifische antivirale Wirkung gegen das Herpes simplex Virus, Masern und HIV sowie viele andere. Diese Wirkung war bereits bekannt von ätherischen

Ölen in Gewürzen, die stark antimikrobiell sein können.

Zu den Pilzen, die sehr häufig vorkommen, gehören Candida-Pilze - eine Geißel der Wohlstandsgesellschaft, die im günstigen Fall nur das Wohlbefinden beeinträchtigt, jedoch auch zu schweren Erkrankungen führen kann wenn die Pilze die Organe befallen. Candida albicans sind bis zu einer bestimmten Konzentration stets im Darm vorhanden.

Durch eine kohlenhydratreiche Ernährung bei regelmäßiger Aufnahme von Süßigkeiten, Kuchen oder süßen Säften, aber auch bei Einnahme der Anti-Baby-Pille oder Antibiotika, "kippt" die Darmschleimhaut. Das fein abgestimmte Wechselspiel von Spielern und Gegenspielern gerät aus der Balance und die Candida-Pilzvermehren sich derart, dass er zum Teil diffuse Beschwerden auslöst, die durchaus massiv werden können.

Die Pilze fühlen sich dann auf allen Schleimhäuten wohl und besiedeln im Übermaß Mund-, Nasen-, Magenschleimhaut; sie schwächen das Immunsystem, verursachen Erschöpfung, Müdigkeit und Abgeschlagenheit, dumpfe Kopfschmerzen und chronisches Katergefühl, weil die Pilze Alkohol produzieren; Patienten haben oft das Gefühl, ihre Umwelt wie durch Watte wahrzunehmen. Candida-Befall führt zu häufigen Infekten und schließlich auch zu Stoffwech-

sel- und Organerkrankungen. Kokosöl tötet den un-
geliebten Gast ab und kann helfen, die Zahl der Pilze
wieder auf einen normalen Wert zu reduzieren. Ursache ist der Gehalt des Kokosöl an Caprylsäure, die
antifugal wirkt.

Der Verzehr von Kokosöl ist zudem gesundheitsför-
dernd, während die Einnahme von Pilz tötenden
Medikamenten zum einen Leber und Nieren stark
belasten und zum anderen dadurch auch Pilze ver-
nichtet werden, auf die der Körper angewiesen ist.
Solche Behandlungen sind notwendig, wenn lokale
Kuren wie durch Salben, etwa bei Scheidenentzün-
dungen, nicht helfen. Doch die Darmflora ist nach
einer solchen oralen Behandlung oft dermaßen
zerstört, dass die Regeneration Monate dauert und
nur Erfolg zeigt, wenn die Ernährung umgestellt und
den Pilzen dauerhaft der Nährboden entzogen wird.

Dr. Bruce Fife mahnt eindringlich, vor dem Hinter-
grund der Zunahme von Infektionskrankheiten und
auch der Rückkehr von längst besiegt geglaubten
Krankheiten, Prävention durch Kokosöl zu betreiben
und die Bevölkerung darüber aufzuklären. Antibiotika
- einst als das schlagkräftige Mittel gegen bakteriell
verursachte Krankheiten - ziehen stets Resistenzen
nach sich, "Tausende Patienten sterben heute an bakteriellen Infektionen, die früher mit Antibiotika ge-
heilt wurden." (Fife 2004, S. 78). Auch wenn Medikamente wichtige Waffen im Kampf gegen bakterielle

Krankheiten seien - dies betont Fife -könne auch das "natürliche Antibiotikum", die MCFA im Kokosöl zurückgegriffen werden.

Gegen Viren gibt es jedoch keine wirksamen Medikamente. Viren verändern sich ständig. Das ist ein Grund, warum das Serum für die Grippeimpfung, zu der im Herbst aufgerufen wird, stets angepasst und aktualisiert werden muss. Die Wandelbarkeit des Virus macht es schwierig, Medikamente zu entwickeln. Bekannt ist der Spruch, dass eine virusbedingte Erkältung zwei Wochen andauert, wenn man zum Arzt ginge, jedoch 14 Tage.

Tatsächlich kann ein Arzt nichts gegen den lästigen Virus unternehmen, nur die Symptome lindern. Werden Antibiotika verabreicht, dann nur um Infekte abzuwehren durch Bakterien die sich zum Virus dazu gesellt haben. Außer Impfungen hilft nur die Stärkung des Immunsystems und die beginnt mit der Ernährung. Kokosöl kann das Immunsystem sogar aktiv unterstützen. MCFA töten eindringende Keime, ohne das menschliche Gewebe anzugreifen. Fife nennt es "superantimikrobiell": "Die einmaligen Eigenschaften des Kokosöls machen es zu einem natürlichen antibakteriellen, antiviralen, antimykotischen und antiprotozoischen Nahrungsmittel." (Fife 204, S. 82).

Was sich nach dem Verzehr von Kokosöl im Körper abspielt, ist regelrecht dramatisch: Die mittellangen Fettsäuren MCFA zerreißen die Lipidmembran der Krankheit bringenden Zellen und werden in die Schutzhülle eingebaut. Damit wurde eine Schwachstelle eingepasst, denn die MCFA sind nicht so stabil wie die anderen Fettsäuren in der Schutzhülle der befallenen Zelle. Die Membran platzt an der Stelle, wo sich die MCFA eingebaut hat, auf und die Zelle ist zerstört. Weiße Blutkörperchen entsorgen die Überbleibsel. (Fife 2004, S. 82 f.).

Dieser Effekt der Monoglyzeride der Laurinsäure - genannt Monolaurin - wurde sehr früh - bereits 1966 - entdeckt. Die Wissenschaftler Hierholzer und Kabara wiesen 1982 nach, dass Monolaurin die Lipidhüllen von RNS- und DNS-Viren zerstören kann. Die Studie erfolgte in Kooperation mit dem Zentrum für Krankheitsbekämpfung des amerikanischen öffentlichen Gesundheitsamtes (Enid, 2008). Umso erstaunlicher ist es, dass diese Kenntnisse nicht der breiten Öffentlichkeit zugänglich gemacht und entsprechende Ernährungsempfehlungen gegeben wurden.

Dass sich die Kokosnuss nicht selbst "helfen" kann, wenn sie von Viren oder Pilzen befallen wird, hängt mit der Wirkungsweise ihrer Fette zusammen. Die Triglyzeride bestehen, wie der Name schon besagt, aus drei Fettsäuren, verbunden durch ein Glyzerin-Molekül. Im menschlichen Körper werden sie zerlegt in Monoglyzeride mit jeweils einer Fettsäure und freie Fettsäuren. Dazu zählen die Keimtötende Laurinsäure und die Caprinsäure (Fife 2004, S. 85). Erst diese Teile der Fettsäuren sind hochwirksam.

Zu den Krankheiten, die durch Viren verursacht werden, die die Laurinsäure unschädlich machen kann, zählen HIV (AIDS), Masern, Influenza, Leukämie und Hepatitis C. Die Kokosnuss kann helfen gegen bakteriell verursachte Erkrankungen wie Atemwegserkrankungen und Karies durch Strep-tokokken, Hirnhautentzündung und Tripper (Neis-seria), Lungenentzündung und Parodontitis (Chla-mydien) oder Milzbrand und Botulismus und Tetanus (Gram-positive Bakterien). Diese Bakterien haben Lipidmembranen, die durch die MCFA zerstört werden können.

Besonders interessant ist, dass die antimikrobielle Wirkung der mittelkettigen Fettsäuren und ihrer Mo-nogylzeride additiv ist und in hohen Konzentrationen Viren unschädlich macht. Bei der antimikrobiellen Wirkung auf Bakterien wurde nun nachgewiesen, dass diese auf die Störung der Signalweiterleitung durch Monolaurin zurückzuführen sei, bei Viren in der Störung der Reifung und des Wachstums von Viren durch die Laurinsäure. Die Kokosnuss liefert also ein ganzes Wirkstoffpaket gegen unter Umständen sogar lebensbedrohliche Keime.

Ein Esslöffel getrocknete, geraspelte Kokosnuss enthält etwa zwei Gramm Laurinsäure, ein Esslöffel reines Kokosöl sieben Gramm.

Anti-Aging: Jungbrunnen Kokosöl

Es war, als würde das Öl einen Schalter in seinem Gehirn anknipsen und ihn wieder klar denken lassen.

Dr. Mary Newport über ihren an Alzheimer erkrankten Mann

Die Entdecker, die im 17. Jahrhundert auf die Bewohner der pazifischen Inseln trafen, waren erstaunt über die Schönheit und Gesundheit der Einwohner. Man vermutete einen Jungbrunnen, eine Quelle, der die Menschen dort ihre Konstitution verdankten. Diesen Jungbrunnen gab es tatsächlich - es war die Kokospalme. (Fife 2004, S. 54).

Kokosöl wird deswegen auch gerne als natürliches "Anti-Aging-Mittel" bezeichnet. Kokosöl hält jung.

Das bezieht sich zunächst auf die Hautpflege mit Kokosöl und dessen Wirkung auf die Regenerationsfähigkeit der Haut. Mit Kokosöl bleibt sie länger straff und gesund und wirkt dadurch jünger. Außerdem soll Kokosöl die Bildung von altersbedingten Pigmentflecken verhindern oder verzögern. Das liegt an dem natürlichen Sonnenschutz des Öls. UV-Strahlen gehören zu den belastenden Faktoren, die die Haut altern lassen. Kokosöl wirkt bis in die tieferen Hautschichten revitalisierend und stärkt das Bindegewebe - auch im Kampf gegen Cellulite. Kokosöl regt auch die Bildung neuer Hautzellen an.

Das Energie spendende Kokosöl ist reich an Antioxidantien, die generell Alterungsprozesse aufhalten. Sie bekämpfen freie Radikale, die den Körper belasten und vorzeitig altern lassen. Freie Radikale entstehen unter anderem unter Einwirkung von Sonne, Schadstoffen in der Luft, sowie anderen Umwelteinflüssen und Giften.

Kokosöl hat eine entgiftende sowie bei äußerliche rund innere Anwendung eine reinigende Wirkung. Dazu kann eine kurze Kur hilfreich sein mit der Einnahme von ein bis zwei Teelöffeln Kokosöl sieben Mal am Tag über einen Zeitraum von ein bis sieben Tagen. Kokosöl verjüngt auch, indem es den Stoffwechsel anregt und das Immunsystem unterstützt. Es beugt der vorzeitigen Alterung der Gefäße, der Arteriosklerose, vor und hält die Gefäße länger elastisch. All die gesundheitsfördernden Eigenschaften des Kokosöls, die auf diesen Seiten aufgeführt werden, wirken in der Summe vorbeugend gegen vorzeitiges Altern. Allerdings ist diese Wirkung stets abhängig davon, dass Kokosöl in Bio-Qualität verwendet wird.

Außerdem neutralisiert Kokosöl nicht die Folgen einer ungesunden Lebensweise. So hebt es etwa nicht die gesundheitlichen Folgen des Rauchens auf, indem es die dabei aufgenommenen freien Radikale abfängt.

Wer sich jedoch gesund ernährt und angemessen bewegt, kann Kokosöl in vielerlei Hinsicht als sinnvolle Hilfe gegen vorzeitige Alterserscheinungen nutzen - auch gegen Osteoporose und Alzheimer. Zudem lindert es Beschwerden während der Wechseljahre.

Schönheitspflege mit Kokosöl

Für Haar und Haut nur Essbares!

Zentrum der Gesundheit (2011)

In jenen Gebieten, wo die Kokosnuss den Mittelpunkt der Ernährung bildet, wird sie auch eingesetzt für die Körperpflege und das seit Jahrhunderten. Diese Tradition wäre kaum aufrechterhalten worden, wäre sie nicht erfolgreich. Wegen seines Gehalts an Laurinsäure zählt Kokosöl zu den Laurinöle. Aufgrund dessen positiver Eigenschaften wird Kokosöl verwendet für Shampoos, Seifen, Cremes und andere Pflegeprodukte.

Kokosöl neutralisiert den pH-Wert der Haut. Es spendet der Haut Feuchtigkeit, ohne sie wie viele industriell hergestellte, auf Paraffinölen basierende Produkte, die Poren zu verstopfen, Hautverunreinigungen und -irritationen zu verursachen und die Haut von der Pflege abhängig zu machen. Vielmehr hilft Kokosöl der Haut, sich selbst zu helfen. Wegen seines hohen Fettgehalts nährt es die Haut und hält sie elastisch, ohne sie aufzuquellen. Das Öl aus der Kokosnuss ist vor allem hilfreich bei trockener und reifer Haut. Da es ein leichtes Öl ist, ist es angenehmer aufzutragen als manch reichhaltige Cremes.

Bereits erwähnt haben wir die antibakterielle Wirkung

der Laurinsäure. Die bezieht sich auch auf Bakterien, die Akne verursachen. Somit ist Kokosöl auch ein Geheimtipp für die Anwendung bei jugendlicher Haut. Anders als industrielle Produkte, die gezielt gegen Hautunreinheiten und Akne entwickelt werden, zerstört es nicht den natürlichen Schutzmantel der Haut.

Kokosöl verfügt außerdem über einen natürlichen Sonnenschutz. Es blockt wie Erdnuss- und Olivenöl etwa 20 Prozent der UV-Strahlung ab, ohne dabei freilich ein Sonnenschutzmittel zu ersetzen. Seine Antioxidantien helfen jedoch gegen die Folgen von Sonnenstrahlung. Da Kokosöl Feuchtigkeit spendet und einen kühlenden Effekt hat, wird es auch für After-Sun-Produkte verwendet sowie zum Abschwellen von Tränensäcken und Gesichtsschwellungen, etwa durch Insektenstiche. Wer viel draußen unterwegs ist oder gern zeltet, sollte einen kleinen Tiegel mit Kokosfett mitnehmen. Generell ist Kokosöl als Creme oder Lotion für den ganzen Körper geeignet, oder als Massageöl. Es schützt die Haut für freien Radikalen, frühzeitiger Alterung und unterstützt die Regeneration der Haut, indem es die Zellerneuerung anregt. Außerdem beugt es Irritationen und Rötungen vor.

Voraussetzung für die Wirkung ist stets, dass nur hochwertiges Öl verwendet wird, das nicht raffiniert oder erhitzt wurde.

Kokosöl in der Küche

Ich esse Speisen, die in Fett gebraten sind und auch fette Desserts. Aber das Fett, das ich esse, ist fast ausschließlich Kokosöl. Die verlorenen Pfunde habe ich nicht wieder angesetzt. Entsprechend meiner Körpergröße und Statur habe ich mein ideales Gewicht. Ich hatte eine Methode zu essen entdeckt, die keine Diät war, und sie funktionierte, ohne dass ich überhauptabzunehmen versuchte. Ich sehe besser aus und es geht mir auch viel besser.

Dr. Bruce Fife

Kokosöl ist hitzebeständig: Wird das Fett aus der Kokosnuss erhitzt, bildet es keine schädlichen Nebenprodukte wie Transfettsäuren: Kokosfett eignet sich daher als hoch erhitzbares Öl zum Kochen, Braten und Backen. Bei Raumtemperatur ist es fest und weiß, wird jedoch wegen seines niedrigen Schmelzpunktes bei Wärmezufuhr sehr schnell flüssig und durchsichtig, zwischen den Temperaturen weißflockig.

Beim Schmelzen nimmt es eine erhebliche Schmelzwärme auf. Fans von "Eisschokolade" oder "Eiskonfekt" kennen das: Die Masse aus ungehärtetem Kokosfett nimmt so viel Wärme auf, dass der Eindruck von Kühle entsteht. Dieser Effekt wird verstärkt, wenn das Eiskonfekt im Kühlschrank gelagert wurde. Außerdem wird Kokosfett in der Le-

bensmittelindustrie für die Margarinen- und Süßwar-
enherstellung verwendet, ebenso die bei der Pressung
anfallenden Kokosraspeln.

Kokosfett ist ideal für Kuvertüren und andere Scho-
koladenerzeugnisse. Es gibt dem Schokoladenüberzug
beim Abkühlen eine harte Konsistenz, ohne den
Schmelz zu nehmen.

Kokosöl ist leichter verdaulich als ungesättigte Fette
und zudem verantwortlich für die vor Osteoporose
schützende Wirkung, denn die Fettsäuren verbessern
die Aufnahme von Calcium, aber auch von Magnesium und fettlöslichen Vitaminen wie die Antioxidantien Vitamin A oder E. Die MCFA des Kokosöl
werden anders abgebaut als andere Fette. Sie wandern
nicht in den Blutkreislauf, sondern werden sofort in
der Leber abgebaut und "verbrannt".

Dr. Julian Whitaker beschreibt diesen Effekt der
thermogenen Kalorien so: "Langkettige Triglyzeride
sind wie schwere, nasse Holzklötze, die Sie auf ein
kleines Lagerfeuer legen. Wenn Sie immer mehr
Klötze auflegen, haben Sie bald mehr Klötze als Feu-
er. Mittelkettige Triglyzeride sind wie aufgerollte, in
Benzin getränkte Zeitungen. Sie brennen nicht nur
lichterloh, sondern setzen auch die nassen Klötze in
Brand (Murray, 1976).

Kokosöl in der Küche zu nutzen, muss nicht

zwangsläufig nach sich ziehen, dass das hochwertige Öl zu Gewichtszunahme führt - im Gegenteil. Langkettige Fettsäuren werden in den Fettspeichern abgelagert, wo sie als "Hüftgold" ansetzen - eine Reserve für Mangelzeiten, den der moderne Mensch nicht mehr benötigt. Die mittelkettigen Fettsäuren dagegen werden sofort in verfügbare Energie umgesetzt und verbrannt. Herausgefunden haben diesen Effekt Landwirte in den USA, die mit Kokosöl ihr Milchvieh mästen wollten, dann aber das Gegenteil erreichten (www.zentrum-der-gesundheit.de, 2008).

Das Modethema Abnehmen ist eine ernste Sache, denn Übergewicht und Fettleibigkeit bringen mitunter folgenschwere Krankheiten mit sich, etwa Gicht, Bluthochdruck, Krampfadern, Diabetes, Krebs, Atemwegserkrankungen oder die Koronare Herzkrankheit, bis hin zu Störungen des weiblichen Hormonhaushalts (Fife 2004, S. 107).

Kokosfette sind lange haltbar - ungekühlt bis zu drei Jahren. Es ist zum Braten und Backen in Klötzen oder Barren erhältlich, Öl ist bei Temperaturen unter 25 Grad milchig weiß und hat bei Zimmertemperatur eine Butter ähnliche Konsistenz (Kokosnussbutter). Fife empfiehlt, alle Speiseöle außer Olivenöl durch Kokosöl zu ersetzen und auch (Kuhmilch-) Butter zu verwenden - vor allem statt Margarine. Auch bei Kokosfett muss darauf geachtet werden, dass es nicht zu heiß erhitzt wird, es kann jedoch stärker erhitzt werden als andere Fette ohne Schadstoffe zu bilden. Es sollte jedoch nicht rauchen (Fife 2004, S. 185).

Kokosnüsse sind einige Wochen lang haltbar. Frisch ist die Nuss nur, wenn sie viel Kokoswasser enthält. Fife rät, die Nuss beim Kauf zu schütteln um das zu überprüfen. Die Keimmulden sollten keine Risse aufweisen.

Das Fleisch der Kokosnuss und das Wasser verderben nach einigen Tagen und sollten unbedingt im Kühlschrank aufbewahrt werden. Kokosmilch, die aus der Cobra hergestellt wird, kann als Ersatz für Kuhmilch verwendet werden, etwa mit Müsli, mit Früchten oder für das Anrühren mit Kakao.

Dr. Bruce Fife rät dazu, täglich etwa drei Esslöffel Kokosöl aufzunehmen.

Die Bestandteile der Kokosnuss bieten eine Vielzahl von Möglichkeiten zur Verwendung in der Küche. Das Öl wird zum Braten, Backen und Kochen genutzt, die Cobra frisch oder getrocknet frisch oder ausgetrocknet für Desserts, süßes Backwerk und die Süßigkeiten Industrie, Kokoswasser oder die industriell gefertigte Milch sind beliebte Zutaten zu vielen Gerichten, in westlichen Breiten als Zutat für exotische Gerichte. In der Karibik und auf den Hawaiiinseln werden auch Kokosnusschips verkauft. Kokosnussbutter ist zum einen das Öl in etwas fes-

terer Konsistenz bei Temperaturen um 20 bis 25
Grad, aber so wird auch eine Masse genannt, die aus
Kokosmilch und pürierter Cobra hergestellt wird.

Ein Lebensmittel aus der Kokosnuss, das zunehmend
Freunde gewinnt, ist das Kokosnussmehl. Da die Un-
verträglichkeit von Gluten haltigen Getreiden
zunimmt, bietet sich das Kokosmehl für Menschen
mit der Glutenunverträglichkeit Zöliakie als Ersatz an,
der zudem viel Eiweiß und Ballaststoffe liefert und
dessen mittelkettige Fettsäuren den Stoffwechsel
anregen und gegen Keime schützen. Der Geschmack
des Kokosmehls wird als aromatisch und süßlich
beschrieben. Auch für Nicht-Allergiker ist Kokosmehl interessant: Es ist besser als Vollkornmehle
von Weizen, Dinkel oder Roggen geeignet für das
Backen von Gebäck und Kuchen, weil es viel leichter
und luftiger ist sowie einen lockeren Teig ergibt. Das
Kokosmehl kann auch als Bindemittel eingesetzt
werden.

Kokosöl in der Praxis

Karriere in Küche und Kosmetik

Tanja Scheig: "Die Nuss mit dem Tropenduft"

Kaum ein Produkt ist so vielseitig für die innerliche und äußerliche Anwendung anwendbar wie Kokosöl. Wer sich einmal in das Thema Kokosöl einliest, stößt auf eine unüberschaubare Menge von Tipps und Anwendungsmöglichkeiten.

So setzt Kokosöl in der Leber sofort Energie frei und ist deswegen eine sinnvolle Nahrungsergänzung für Sportler und auch äußerlich nützlich als Tonikum für strapazierte Muskelpartien.

Selbst Übergewicht lässt sich mit einer Kokosöl-Diät auf extrem angenehme und leckere Art zu Leibe rücken. Ernährungsexperte Peter Königs gibt in seinem Buch "Kokosfett" (VAK Verlag) den gleichen Tipp wie "Kokosöl-Papst" Dr. Bruce Fife, bisherige Fette zum Braten und Backen durch Kokosfett zu ersetzen.

Wie Fife, betont König, dass man bei der sogenannten Kokosdiät keinen Verzicht üben und strenge Pläne einhalten müsse, sondern nur weitere Kokosprodukte wie Kokoswasser, -milch oder -raspeln neben dem Öl in den Speiseplan aufnehmen muss. Laut Königs hat Kokosöl, wenn man pro Gramm

Fett misst, eine Kalorie weniger als andere Öle, etwa Sonnenblumenöl.

Neueste wissenschaftliche Studien bestätigen, dass Kokosfett tatsächlich dank seiner mittelkettigen Fettsäuren das Abnehmen unterstützt. Das sofortige Bereitstellen von Energie verhindert das Abspeichern von Fett. Da Kokosöl den Stoffwechsel anregt, werden Fettverbrennung und Energieverbrauch beschleunigt, ohne dass der Blutzuckerspiegel steigt. Normalgewichtige können mit Kokosöl Übergewicht und unangenehme Diäten vorbeugen.

Auch für Tierhalter ist das Kokosöl interessant. Dank seines hohen Laurinsäuregehaltes schützt es vor Zeckenbefall. Dazu wird etwas Kokosöl über das Fell gestrichen und einmassiert, vor allem an den von Zecken bevorzugten Stellen hinter den Ohren oder auf dem Rücken. Pferde können mit Kokosöl zudem vor den lästigen und Allergie auslösenden Kriebelmücken geschützt werden, dazu sollte vor allem an Bauch und Kopf etwas eingestrichen werden. Das Öl kann außerdem das Lorbeeröl ersetzen, das für die Hufpflege eingesetzt wird, um das Hufhorn elastisch zu halten. Kokosöl schützt den Huf auch vor dem zersetzenden Einfluss von Ammoniak in Stall und Box.

Kokosöl ist ein Tausendsassa, wenn es um die täglichen kleinen Verletzungen und Schrunden geht. Es

wirkt keimtötend und beschleunigt den Heilung-
sprozess der Haut. Wie beschrieben, wirkt es auch
äußerlich aufgetragen gegen Virus bedingte, bakterielle oder funghizide Infektionen, innerlich ebenso.

Wer die tägliche von Fife empfohlene Gabe von drei
Esslöffeln einnimmt, tut etwas zur Kontrolle seines
Blutzuckerspiegels und beugt Diabetes vor.

Auch für Zähne und Mundraum ist Kokosöl ideal.
Auf seine Wirkung zur Entgiftung von Amalgam und
auf seine positive Wirkung bei Karies und Parodon-
tose sind wir schon eingegangen. Für den Alltag bietet
Kokosöl jedoch auch die Basis für eine rundum gesunde, die Mundflora erhaltende Zahncreme. Dazu
wird Kokosöl mit reinem Natronpulver (Natriumhy-
drogencarbonat) gemischt, mit dem zuckerfreien Ste-
via und Minzöl abgeschmeckt.

Kokosöl in der Küche 2

Denn manchmal habe ich keine Lust zum Kochen weil es so heiß ist. Dann esse ich beispielsweise ein Stück gekeimtes Brot mit Kokosfett, dazu nehme ich Eiweiß, also Fischsalat oder pflanzlich als Hummus aus Hülsenfrüchten. Zusammen mit dem eingelegten Gemüse ist das eine komplette Mahlzeit. Dann braucht man nicht zu kochen.

Der Ernährungsberater Steven Acuff im Interview mit Jutta Bruhn

In der Küche wird Kokosfett verwendet in weichfester Form als ein Butterersatz, der jedoch weniger Kalorien hat, oder als Brotaufstrich und in flüssiger Form für Rohkost und Salate. Hierfür - für die kalte Verwendung - kann jedoch Olivenöl im Kühlschrank bleiben, doch es sollte niemals erhitzt werden. Für Salate beispielsweise kann es auch mit Kokosöl gemischt werden. Zur Ernährungsumstellung werden Mais-, Raps-, Distel-, Soja- oder Sonnenblumenöl aussortiert werden sollten. Diese Öle weisen Omega 6 Fettsäuren auf und sollten ebenfalls nicht erhitzt werden. Kokosöl spielt die Hauptrolle in der Küche, das zur nahezu jeden Mahlzeit verwendet werden sollte.

Ein Klotz unraffiniertes, nicht gehärtetes Kokosfett steht nun bereit zum Braten, Backen, Frittieren und Kochen. Es wird in Suppen und Saucen gegeben, in

Süßspeisen und exotische Gerichte. Entscheidend ist, stets die Balance zwischen Omega 3 Fettsäuren und Omega 6 Fettsäuren im Auge zu behalten.

Die Möglichkeiten, Kokosöl in der täglichen Ernährung unterzubringen, sind schier unüberschaubar. Kokosöl ist verwendbar in Smoothies, Cocktails, im Müsli, als Fett zum Backen von Pfannkuchen, Puffern, Muffins, Brownies, Keksen oder Kuchen; es ist Bestandteil von Mayonnaisen, Dressings, Salaten, Suppen, Eintöpfen, Desserts.

Kokosöl für die Hautpflege

"Es gibt bei mir keinen Tag ohne Kokosöl"

Miranda Kerr, Top-Model

Kokosöl kann pur auf die Haut aufgetragen werden wie eine Creme oder Emulsion. Sie nährt und beruhigt die Haut sofort. Vorsichtig unter den Augen eingeklopft, wirkt sie abschwellend bei Tränensäcken und beugt Fältchen vor. Um Gesicht und Dekolleté für die Pflege vorzubereiten, werden Make- Up, Cremereste und Verunreinigungen des Tages mit Kokosöl, aufgetragen auf einen angefeuchteten Wattebausch, schonend und gründlich entfernt.

Nach dem Duschen und Baden wird sie als Bodylotion verwendet - am besten auf noch feuchter Haut, damit sie sofort einzieht. Kokosöl beugt auch Schwangerschaftsstreifen vor und ist bestens geeignet für die Babypflege. Die natürliche Hautpflege von der Kokospalme ist so mild-pflegend, dass es auch bei Hautproblemen wie Ekzemen oder Neurodermitis verwendet werden kann.

Kokosöl kann außerdem als mildes und hautfreundliches Deo verwendet werden. Für Schweißgeruch sind Bakterien verantwortlich, die den Schweiß zersetzen und abbauen. Dies wird durch die Laurinsäure im Kokosöl unterbunden. So müssen nicht

Substanzen aufgetragen werden, die sich im Brust-gewebe ablagern und unter dem Verdacht stehen, Krebs zu erregen. Kokosöl brennt auch nicht nach dem Rasieren der Haut, sondern kühlt und wirkt gegen Entzündungen.

Schließlich wird etwas Kokosöl auf die Lippen aufgetragen als nährstoffreiche Lippenpflege, die zudem etwas Sonnenschutz bietet. So wird die Auf-nahme von Paraffinölen aus herkömmlichen Lippen-pflegestiften vermieden.

Kokosöl für die Haarpflege

Unter den tropischen Pflanzen und Früchten verbergen sich wahre Schätze für die Schönheit. Der unumstrittene Star ist die Kokosnuss.

Doetzen Kroes: "Tropenschätze" in "ELLE"

Kokosöl-Shampoo gehört zu den beliebten Produkten aus der natürlichen oder naturnahen Kosmetik, doch ist oft nur ein sehr geringer Anteil aus der wertvollen Nuss im Produkt enthalten. Wer die ganze Bandbreite der Wirkstoffe nutzen möchte, sollte das 100-prozentige Kokosöl verwenden. Als Schutz für angegriffene Haarspitzen kann es in das feuchte Haar einmassiert werden, ebenso als Kur. Wird es nicht natürlich und lang getragen, sollte das Öl unterhalb des Haaransatzes aufgetragen werden, damit die Frisur später nicht zusammen fällt.

Dr. Bruce Fife: "Friseurinnen, die mit Kokosöl vertraut sind, schwören darauf. Sie behaupten, es wirke als Haarkur ebenso gut wie eine teure Behandlung im Friseursalon - zu einem Bruchteil der Kosten." (Fife 2004, S. 136).

Für eine schnelle Kur wird für 20 bis 30 Minuten ein Handtuchturban um die Haare geschlungen, das Öl sollte bei Wärme - etwa während eines Vollbades - einziehen. Das Öl kann auch über Stunden oder über

Nacht einziehen. Es umhüllt das Haar und macht es geschmeidig und elastisch. Es repariert Schäden, die entstanden sind durch zu heißes oder zu langes Föhnen, durch Glätteisen, Lockenstab, Silikonhaltige Pflegeprodukte, zu heftiges Kämmen und Bürsten oder durch Chemiefarben. Da sich die aufgerauten Haarschuppen durch das Öl legen, wird das Haar später viel stärker glänzen. Nach dem Einziehen der Kur wird das Öl wieder mit Shampoo ausgewaschen,

Wer Schuppen hat oder eine trockene, juckende Kopfhaut, sollte das Kokosöl auch in die Kopfhaut einmassieren, um sie nachhaltig zu pflegen. Fife empfiehlt, das Öl mehrere Stunden als Packung einwirken zu lassen.

Das Kokosöl kann auch wie ein Haarwachs verwendet werden, um einzelne Strähnen zu betonen.

Nachwort

Wer mit den Vorzügen des Kokosöls vertraut ist und es nicht verwendet, der verhält sich wie jemand, der Auto fährt, ohne sich anzuschnallen. Sie haben einen Sicherheitsgurt, der Sie vor vielen unangenehmen Krankheiten schützen kann. Es wäre dumm, ihn nicht zu nutzen.

Dr. Bruce Fife

Es ist so einfach, etwas für die eigene Gesundheit zu tun. Wenn man lediglich einige Fette gegen Kokosöl austauscht und nur noch Kokosfett zum Braten, Backen und Kochen nimmt, hat man bereits einen großen Schritt getan.

Auch, nicht mehr viel Geld für viel beworbene isotonische Getränke auszugeben, sondern für den Sport Kokoswasser zu bestellen, ist ein weiteres Plus. Außerdem, Kokos-Produkte mit etwas Fantasie oder auch einem eigens angeschafften Rezeptbuch in den Alltag zu integrieren und einen Tiegel Kokosöl bereit zu halten - als Lippenfett für zwischendurch, für kleine Schrunden und Wunden, als Pflege für strapazierte Hände. Das Öl des "grünen Goldes" kann man von heute auf morgen in den Alltag integrieren. Wer sich auf die Suche macht, wird entdecken, dass die Produkte der Kokosnuss ein Comeback erfahren und dass es zahlreiche Veröffentlichungen zu der Wirkung des hochwertigen Öls gibt.

Zurzeit ist das Thema "Gesunde Ernährung" an der Tagesordnung. Die Menschen interessieren sich wieder für das Kochen, für die Qualität der Zutaten, die Zubereitungsarten und die Tradition der Esskultur.

Jetzt ist es an der Zeit, das Unrecht, das dem Kokosöl in den 50er und 60 er Jahren getan wurde, wieder gut zu machen - in unserem ureigenen Interesse - und es zurück zu holen in unsere Küchen und gleich auch in den Medizinschrank und in das heimische Badezimmer.

Buch 2:

Kokoswasser:

"Das Natürliche Elixier des Lebens"

Einleitung

Kokoswasser erfreut sich nicht nur bei Promis größter Beliebtheit und ist bei weitem nicht nur ein medienpräsentes Modegetränk. Gesundheitsbewusste Menschen setzen auf dieses Naturgetränk, weil sie die positive Wirkung für sich nutzen wollen und weil es etwas Gesundes ist, das keine Überwindung kostet, es zu sich zu nehmen. Warum auch medientechnisch gerade so ein Hype um diese Flüssigkeit gemacht wird, werden wir wohl nicht klar definieren können. Madonna zumindest schwört auf Kokoswasser, was aber zu einem kleinen Teil auch daran liegen kann, dass sie ihr Geld in einen Hersteller investiert hat. Wenn diese Frau uns weis machen wollte, sie sieht deshalb so gut aus, weil sie schon ihr Leben lang Kokoswasser trinkt, wäre es nur schwer zu glauben. Schließlich hat sie auch schon gezeigt, wie hart sie für die Figur die sie herumzeigt, trainiert und dass sie weitaus mehr Entbehrungen auf sich nimmt, als Kokoswasser zu trinken. Trotzdem sollte das Thema Kokoswasser nicht als Medienkampagne oder Madonnas persönlicher Werbegag abgehakt werden.

Es lohnt sich einen Blick auf Inhaltsstoffe, Wirkweisen und Bezugsquellen zu werfen. Und genau das wollen wir tun. Wir widmen uns diesem Thema unter dem Gesichtspunkt: Natürlich leben, gesund bleiben und Vitalität erhalten oder erlangen. Unter diesen Aspekten hat Kokoswasser weitaus mehr Informationen zu bieten, als wenn wir umfangreich darüber berichten würden, wer wann wie viel Kokoswasser trinkt und wie sich das auf Befinden und Aussehen auswirkt.

Gewonnen wird diese Flüssigkeit aus unreifen Kokosnüssen. Geschmacklich ist es jetzt nicht unbedingt megalecker, aber auch nicht unangenehm und es gibt auch Produkte mit dem Zusatz von Maracuja, Ananas oder anderen Geschmacksrichtungen. Mit nur wenigen Kalorien liefert Kokoswasser wichtige Vitamine, Mineralien und Eiweiß. Somit passt es auch zur Low Carb Ernährung oder zum intermittierenden Fasten. Allein es als Diätwunder zu betrachten, ist jedoch falsch. Sportler schwören auf Kokoswasser als Energiequell, wobei es da nicht um energiespendende Kalorien geht, sondern mehr um vitalisierende Wirkungen. Und die können Personen, die eine Diät machen gut gebrauchen, um sich auch mal zu sportlichen Aktivitäten aufzuraffen oder im Alltag ihre Leistungen zu bringen, auch wenn weniger Kalorien aufgenommen werden. Somit macht es Sinn, Kokoswasser unterstützend anzuwenden, wenn eine Diät gemacht wird. Schlank machende Inhaltsstoffe hat das Gesöff nämlich nicht unbedingt. Die Stoffwechselanregung kann aber trotzdem eine Diät unterstützen.

In Deutschland ist es uns leider nicht möglich, unreife Kokosnüsse einfach so zu ernten und die unabhängige Gesundheitsberatung weist auch auf ökologische Aspekte in Bezug auf Kokoswasser hin. Beim Einkauf sollte also auch auf die Herkunft des Getränks geachtet werden. Fair Trade schlägt sich nicht immer nur im Preis nieder. So gibt es Kokoswasser auch für unter drei Euro. Empfehlenswert sind Produkte aus dem Bioladen oder Bio-Abteilung in den Supermärkten. Diese kosten zwar etwas mehr, garantieren aber dafür, dass das natürliche Kokoswasser nicht durch Qualitätsverlust in seiner Wirkung eingeschränkt ist. Namhafte Naturkostläden wie Alnatura bieten Kokoswasser zu durchaus akzeptablen Preisen an. An den langen Transportwegen ändern natürlich auch Biosiegel nichts, aber bestimmte Siegel versichern zumindest, dass bei den Produzenten ein Mindestgeld abgegeben wird.

Werfen wir also im Folgenden einen Blick auf Herkunft, Zusammensetzung und Wirkung von Kokoswasser, damit wir beim Genuss des trüben Getränks klar sehen.

Die Kokosnuss (Allgemein)

Kinder lieben das Lied: Wo ist die Kokosnuss... Wir fragen zuerst: Wo kommt die Kokosnuss her? Sie wächst an der Kokospalme. Kokospalmen gedeihen in den tropischen Gegenden und sind vor allem in Küstennähe zu finden. Kaum Jemand kann sich eine tropische Insel ohne Kokospalme vorstellen und Reiseführer locken mit „Urlaub unter Palmen", wobei vor allem die Kokospalmen auf den Hochglanzfotos zu sehen sind.

Dass die Kokospalmen in Küstennähe und auf Inseln wachsen, zeigt wie robust sie sind. Nicht viele Pflanzen vertragen diesen Wind, das Salzwasser und können mit den Bedingungen des Bodens so gut gedeihen wie die Kokospalmen. Das Meer hilft sogar bei der Verbreitung. Die Kokosnuss, die gleichzeitig der Samen der Kokospalme ist, wird übers Meer schwimmend an anderen Küsten angeschwemmt und kann dort wachsen, neue Früchte hervorbringen und sich ebenfalls schwimmenderweise weitervermehren.

Von der Palme lassen sich vor allem die jungen Triebe auch wie Gemüse verzehren. In den Tropen gilt die Kokospalme als Baum des Lebens, weil sie komplett verwertbar ist und den Menschen dort hilft, zu leben und zu überleben. Dabei spielt nicht nur die Nahrung eine Rolle, sondern auch Holz zum Bauen von Häusern und Möbeln und die Blätter ersetzen die bei uns üblichen Dachziegel und werden für das Abdecken der Häuser verwendet, oder zu Besen, Bürsten, Sonnendächern und Körben weiter verarbeitet.

Der Baum bildet monatlich ein neues Blatt und die alten Blätter fallen von allein herunter, wenn der Baum mehr als 20 bis 30 Palmblätter hat. Im Normalfall wird die Palme also nicht beschnitten. Ausnahme ist, dass Jemand den sogenannten Millionärssalat aus dem Palmherz essen möchte. Die Ernte dieses Vegetationspunktes bedeutet den Tod für die Kokospalme.

Die Fasern der Kokosnuss liefern eine gute und stabile Basis für Seile und richtig dicke Taue. Fischernetze können ebenfalls aus den Fasern hergestellt werden. Aufgrund der positiven Eigenschaften in Bezug auf Atmungsaktivität und Isolierfähigkeit werden auch Matratzen mit den Kokosfasern gefüllt. Bei uns treffen wir vor vielen Haustüren auf diese robusten Fasern. Dort liegen sie zu Fußmatten geknüpft bereit, damit die Schuhe abgeputzt werden können und kein Schmutz ins Haus getragen wird.

Zu guter Letzt wird die Schale noch zu kunstvollen Gegenständen oder Gebrauchsprodukten verarbeitet. Die Schalen werden durch Drechseln bearbeitet und liefern Trink- oder Pflanzgefäße. Auch zur Herstellung von Holzkohle oder anderen Brennmaterialien werden die Nussschalen verwendet.

Die Kokosnuss ist uns aus dem Supermarkt bekannt und führt oft ein stiefmütterliches Dasein in der Obst- und Gemüseabteilung, weil es so beschwerlich ist die Nuss zu öffnen und an das Fruchtfleisch und die Kokosmilch zu kommen. So wie die Nuss dort präsentiert wird, ist sie um ein ganz schönes Stück kleiner als ursprünglich, weil die dicke Faserhülle dann schon nicht mehr vorhanden ist.

Unreife Kokosnüsse enthalten zu dem Fruchtfleisch und der Kokosmilch noch das Kokoswasser - bis zu einem halben Liter pro Kokosnuss. Diese unreifen Kokosnüsse werden „jelly nuts" genannt, weil auch ein süßliches Gelee in der Kokosnuss ist. Zum Trinken wird die Nuss mit einer Machete geköpft wie ein Ei. Später können die Schalen dann geteilt werden und man gelangt an das schmackhafte Gelee.

Die Kokospalme ist also ein Rohstoff mit einer hohen Ausbeute und 100 % natürlich dazu. Kein Wunder also, dass Kokos in vielen Bereichen von Kosmetik über Lebensmitteln zu einem begehrten Basismaterial geworden ist.

Die Zusammensetzung von Kokoswasser

Auf den pazifischen Inseln ist Kokoswasser ein typisches Lebensmittel. Es wird dort auch gern Kokossaft genannt und weist aus chemischer Sicht eine nahezu einzigartige Zusammensetzung auf. Die Einheimischen auf den pazifischen Inseln wissen um Gesundheit und Wirkung des Getränks und Babys bekommen als erste Nahrung nachdem die Mutter sie abgestillt hat, Kokoswasser und Kokosgelee.

Die Inhaltsstoffe sind vielfältig und reichen von Nährstoffen und Mineralien bis hin zu Vitaminen und Antioxidantien. Konkret aufgelistet befinden sich folgende Bestandteile in Kokoswasser

- **Antioxidantien**

- **Aminosäuren**

- **Enzyme**

- **Mineralstoffe**

- **Nährstoffe**

- **sekundäre Pflanzenstoffe**

- **Vitamine**

- **Wachstumsfaktoren**

Die Mineralstoffe werden aus dem Salzwasser absorbiert. Kokospalmen wachsen bevorzugt in Küstennähe und saugen das mineralstoffreiche Wasser des Meeres auf. Gespeichert werden die Mineralstoffe in den Kokosnüssen und diese liefern es uns durch das Kokoswasser. Zu den Mineralstoffen zählen Magnesium, Calcium und Kalium. Ein viertel Liter Kokoswasser liefert mehr Kalium als eine Banane und die Banane gilt schon als Superkaliumlieferant.

Magnesium

Für den Körper ist Magnesium ein hochwichtiges Mineral. Es aktiviert zahlreiche Enzyme, die am Stoffwechsel beteiligt sind und hat eine stärkende Wirkung auf Knochenmineralisation, Zähne, Herz und Nerven. Für die Muskeln ist Magnesium ebenfalls sehr wichtig. Fehlt Magnesium, werden die Muskeln nicht ausreichend mit Energie versorgt und es kommt zu Krämpfen. Das kennen wir von Wadenkrämpfen nach großen sportlichen Belastungen. Eine Kautablette Magnesium hilft da schnell. Die Blutgerinnung wird durch Magnesium gehemmt, was Thrombosen verhindert und die Durchblutung erleichtert und fördert.

Bei einem Magnesiummangel zeigen sich Symptome wie brüchige Fingernägel, Krämpfe, Herzbeschwerden, Kopfschmerzen oder Schlafstörungen. Die Funktion von Muskeln und Nerven ist gestört und der Fettstoffwechsel leidet, weil Magnesium auch hier wichtige Funktionen übernimmt.

Calcium

Bei Calcium denken wir natürlich zuerst an Knochen und Zähne. Und in der Tat werden Calciumpräparate als medikamentöse Behandlung bei Osteoporose und auch zur Prophylaxe eingesetzt, weil sich das Element in Knochen ablagert und Knochen stärkt. Doch auch Schwangere haben einen erhöhten Calciumbedarf und sollten auch in der Stillzeit noch auf ausreichende Zufuhr dieses Minerals achten. Kinder in der Wachstumsphase weisen ebenfalls einen erhöhten Bedarf an Calcium auf. In Bezug auf Rachitis wird Calcium ebenfalls prophylaktisch angewendet.

Allergiker wissen Calcium zu schätzen, wenn die Linderung der Symptome nach Einnahme von Calcium einsetzt.

Früher war es verbreitet, Calcium bei Magenübersäuerung einzunehmen. Hier kommt das Mineral nur noch selten zur Anwendung, kann aber bei bestimmten Ursachen durchaus helfen, die Magensäure zu neutralisieren.

Calcium wirkt vor allem auf die Reizleitungen der Nerven. Ein Mangel an Calcium wirkt sich in Krämpfen aus, die durch eine erhöhte Erregbarkeit der Muskeln und Nerven zurückzuführen sind. Die Zellwände werden durch Calcium gestärkt und der Stoffaustausch in den Zellen positiv beeinflusst, was vor allem für Allergiker interessant ist, weil der Stoffaustausch für die allergischen Reaktionen eine große Rolle spielt.

Auf Kalium und Natrium gehen wir später noch ein. Neben den Mineralien bilden die Spurenelemente eine weitere Gruppe wichtiger Inhaltsstoffe. Zu ihnen zählen Jod, Zink, Schwefel, Selen, Molybdän, Bor, Mangan und andere. Sie werden aus dem Meerwasser aber auch aus vulkanischem Boden gewonnen. Die meisten Spurenelemente und Mineralien sind als Elektrolyte im Kokoswasser zu finden. Der Körper kann diese somit sehr gut resorbieren. Zwar liegen die wichtigsten gesundheitsfördernden Wirkungen bei den Mineralien, trotzdem werfen wir kurz einen Blick auf die einzelnen Spurenelemente.

Zink

Zink gilt als lebensnotwendiges Spurenelement (Platz 2 nach Eisen). Der Bedarf kann in der Regel durch die Nahrung gedeckt werden. Im Körper übernimmt Zink viele Aufgaben. Es wirkt positiv auf Augen, Haut, Immunsystem und Stoffwechsel. Ein Mangel zeigt sich durch Infektanfälligkeit, unreiner Haut oder Haarausfall. Der Mangel sollte möglichst mit zinkhaltigen Lebensmitteln ausgeglichen werden, weil die Einnahme von Zinkpräparaten in Überdosis auch zu Vergiftungserscheinungen führen kann.

Selen

Das Halbmetall Selen kommt in der Natur nur selten vor und ist meist mit Schwefel zusammen zu finden. Wie Zink ist auch Selen lebensnotwendig und muss über die Nahrung oder entsprechende Ergänzungsstoffe zugeführt werden, weil es enorm wichtig ist für den Schilddrüsenstoffwechsel und das Immunsystem. Außerdem schützt Selen vor den freien Radikalen und somit vor Zellschädigungen und bindet giftige Schwermetalle, denen wir auch durch verschiedene Einflüsse ausgesetzt sind.

In der Nahrung ist Selen vor allem im Fisch und in Meeresfrüchten zu finden. Auch Fleisch und Innereien sind gute Lieferanten ebenso wie Milch oder Gemüse. Weil Selen insgesamt nicht so reichlich vorkommt sind zu hohe Werte von Selen im Körper nur selten zu befürchten. Wer jedoch Magen Darm Beschwerden hat und bemerkt, dass Haut, Haare und Nerven gelitten haben, sollte seinen Selenstatus überprüfen lassen. Ein Mangel ist fast nur zu bemerken, wenn zeitgleich auch ein Vitaminmangel vorliegt.

Jod

In Jod liefert das Kokoswasser uns ein antiseptisches Mittel. Fast jeder erinnert sich an brennende Schmerzen beim Desinfizieren von kleineren Schürfwunden und dass immer dann auch Jod im Spiel war.

Als Spurenelement ist Jod für den Körper unentbehrlich. Als Bestandteil der Schilddrüsenhormone spielt Jod eine große Rolle bei Stoffwechselprozessen im Energiestoffwechsel, in der Knochenbildung, des Wachstums und im Wesentlichen auch bei der Entwicklung des Gehirns. Nur ein Fünftel des aufgenommenen Jods wird nicht von der Schilddrüse umgesetzt.

Die antiseptische Wirkung von Jod bezieht sich auf Keime wie Pilze und Bakterien. Mit der Aufnahme von Kokoswasser wird das Immunsystem gestärkt und nimmt den Kampf gegen Keime von innen auf.

Schwefel

Schwefel wird nicht im menschlichen Organismus hergestellt, sondern muss immer von außen zugeführt werden. Es ist ein essenzieller Bestandteil, den der Körper braucht. In der Natur kommt reiner Schwefel kaum vor. Wenn doch, dann meistens in Verbindung mit anderen Stoffen wie dem vorhin bereits erwähnten Selen, Wasser- oder Sauerstoff. Aufgenommen wird Schwefel in der Regel durch eiweißreiche Kost.

Für unseren Organismus ist Schwefel vor allem im Hinblick auf Enzyme, Haare und Haut, Vitamine B1 und B7 wichtig. Aber auch für bestimmte Aminosäuren und das Hormon Insulin.

Lebensmittel die Schwefel enthalten zeichnen sich meistens durch einen besonderen Geruch aus. Vor allem die wenigen Pflanzen die Schwefellieferanten sind, plagen die Nase mit den Allicin-lastigen Gerüchen von Bärlauch, Zwiebeln und Knoblauch. Andere Schwefelverbindungen sind in Senf und Raps zu finden. Auch hier erkennt die Nase schon den Schwefelgehalt.

Den Bedarf an Schwefel kann der Körper ohne künstliche Ergänzungsmittel gut abdecken, wenn man einigermaßen auf eine ausgewogene Ernährung achtet.

Mangan

Auch Mangan zählt zu den essenziellen Spurenelementen und sollte unbedingt in ausreichendem Maß aufgenommen werden. Dieses Spurenelement wirkt vor allem auf Knochen und Organe. Selbst bei einer normalen Ernährung ohne großen Schwerpunkt auf Gesundheit zu legen, ist eine Unterversorgung an Mangan kaum möglich. Eine Überversorgung - sprich Vergiftung - ist nur durch direkten Kontakt mit der Haut oder durch Inhalation von Mangan möglich und spielt lediglich in der Arbeitsmedizin eine Rolle.

Mangan zählt zu den Schwermetallen, entsprechend ist es wichtig, Selen zu sich zu nehmen, um Mangan auch wieder zu binden. In der Industrie wird Mangan als Rostschutz verwendet. Als solcher kann Mangan auch in unserem Körper gesehen werden. Es schützt vor Alterung und Verschleiß, baut Bindegewebe auf und produziert körpereigene Fettsäuren und Proteine.

Molybdän

Molybdän wird zwar zu den essenziellen Spurenelementen gezählt, eine Empfehlung über den Tagesbedarf wird jedoch bislang nicht gegeben. Es wird davon ausgegangen, dass eine Mangelerscheinung nicht auftreten kann, wenn ein Mensch sich normal ernährt und dass es zu Überdosierungen quasi nicht kommen kann.

Das Schwermetall Molybdän ist für Nieren, Knochen und Leber sehr wichtig und in diesen Organen auch am höchsten konzentriert zu finden. Als Enzymbestandteil ist Molybdän an der Bildung von Harnsäure und am Leberstoffwechsel beteiligt. Eine bakteriostatische Wirkung wird angenommen. Das würde bedeuten, dass Molybdän Bakterien im Wachstum hemmt.

Bor

Bei Bor ist man sich noch nicht ganz sicher, ob es zu den essenziellen Spurenelementen zählt und wie wertvoll dieses Element für den Körper tatsächlich ist. Alle Informationen sind bisher rein spekulativ und noch nicht wissenschaftlich gesichert. Auch eine empfohlene Tagesmenge gibt es bisher nicht. Fest steht aber, dass der Körper Bor als Borsäure enthält und diese in höheren Konzentrationen in Fingernägeln, Zähnen, Haaren und Knochen zu finden ist.

Erste Untersuchungen lassen vermuten, dass Bor für den Gehirnstoffwechsel benötigt wird. Fundierte Ergebnisse gibt es dazu aber bislang nicht.

Und zu guter Letzt…

Fett und Zucker

Beides ist im Kokoswasser so gut wie nicht zu finden. Fett noch weniger wie Zucker. Beeindruckend am Kokoswasser ist, dass es trotz der geringen Zuckermenge eine angenehme Süße im Geschmack mitbringt.

1 Rezept: Powerfrühstück

(1 Portion)

Zutaten:

1 Apfel (geschnitten)

1 reife Banane (geschnitten)

1/2 Mango (geschnitten)

200 ml Kokoswasser

1 Handvoll Nüsse (Option: Nuss Mix)

1 Handvoll Cranberries (nicht gezuckert)

1 EL Kokosraspeln

2 TL Bio Honig

1 Prise Bio-Zimt

Zubereitung:

Alles in eine Schale geben und dann genießen…

Ein Überblick über die Wirkung von Kokoswasser

Vor allem auf den pazifischen Inseln ist die Meinung, dass Kokoswasser eine Wundermedizin ist weit verbreitet und uralt. Präventiv wird Kokoswasser zur Stärkung des Immunsystems und für ein besseres Wohlbefinden eingesetzt. In der Linderung von Symptomen ist die Zahl der Krankheitsbilder groß. An erster Stelle steht Dehydration. Das ist vor allem durch die Elektrolyte bedingt. Auch Temperaturregelung, Furunkel, Verdauungsstörungen, Unfruchtbarkeit, Harnwegsinfekte und Nierensteine stehen auf der Liste. Bei Fehlernährung reguliert Kokoswasser mit seinen vielen Inhaltsstoffen schnell und effektiv die Defizite. Und überhaupt ist Kokoswasser immer an der Behandlung von Patienten beteiligt, weil es jahrhundertelange positive Erfahrungen damit gibt, die nun scheinbar auch von der Schulmedizin bestätigt werden.

Die Forschung ist aktuell mit der Bedeutung von Kokoswasser befasst und untersucht vor allem die Wirkung in Bezug auf Dehydration und Überhitzung des Körpers. Beides sind in den tropischen Gegenden sozusagen Alltagsprobleme. Was die Bewohner der pazifischen Inseln instinktiv richtig machen, wird nun durch die Wissenschaft bestätigt. Der Nährstoffgehalt von Kokoswasser behebt die typischen Symptome bei

Dehydration und Hyperthermie wesentlich zeitnaher, weil Flüssigkeit und Nährstoffe schneller vom Blut absorbiert werden, als bei anderen Getränken.

Schon in den zwanziger Jahren konnte erstmals nachgewiesen werden, dass Kokoswasser bei Dehydrierung rasch wirkt. Es wurde damals für die Behandlung von Ruhr, Cholera, Grippe und anderen Infektionen die ein Austrocknen des Körpers mit sich bringen, angewendet. Bei Cholera, wo die Sterberate vor allem in den armen Ländern relativ hoch ist, konnte diese durch Gabe von Kokoswasser extrem minimiert werden.

Nebenbei erwähnt: Ein philippinischer Urologe (Dr. Eugenio Macalalag) hat festgestellt, dass Nierensteine unter Kokoswasser zurück gehen.

Kokoswasser bei körperlichen Betätigung / Sport

Kokoswasser bietet sich als Sportgetränk an. Chemische Analysen haben bestätigt, dass der Gehalt von Kokoswasser ohne weiteres mit den marktüblichen Sportgetränken mithalten kann. Statt isotonischem Kunstgetränk kann also durchaus ein „Natural Gatorade" konsumiert werden. Natural Gatorade wird Kokoswasser in Jamaika genannt.

Eine US-Chemikerin hat auf einer Tagung bestätigt, dass bei normaler sportlicher Betätigung durch Kokoswasser die Elektrolyte und die Flüssigkeit wieder nachgetankt werden. Allenfalls bei extremen Schwitzen ist es erforderlich auf ein Natriumreicheres Getränk zurückzugreifen. In Bezug auf Kalium ist Kokoswasser durch kein isotonisches Sportgetränk zu toppen. Der Gehalt ist um ein fünffaches höher im Kokoswasser und hilft dem moderat Trainierenden nach sportlicher Betätigung schnell, lästige Krämpfe wieder los zu werden. Hochleistungssportler müssen bedenken, dass zu viel Kalium einem enorm beanspruchten Herz nicht gut tut. Wer also extreme sportliche Leistungen erbringt, sollte nur geringe Mengen Kokoswasser zu sich nehmen. Es können aber Saftschorlen mit Kokoswasser gemixt werden. Das Kokoswasser mit Natriumreichen Mineralwasser zu strecken wäre auch eine Lösung.

Prominente zeigen sich gern beim Training oder auf dem Weg dorthin oder zurück. Immer häufiger sind Tetrapacks mit Kokoswasser die ständigen Begleiter von Madonna und Co. Flüssige Bodyguards sozusagen. Und dass das Kokoswasser den Stars und Sternchen nicht schadet, ist ihnen anzusehen. Daher greifen auch in Deutschland immer mehr Sportler zu dem exotischen Isodrink aus der Natur und fahren ganz gut damit. Vor allem auch die, die sich ketogen ernähren oder sogar Intermittierendes Fasten praktizieren. Nach dem Training werden wichtige Mineralien und Spurenelemente in Form von Elektrolyten geliefert. Und gut schmeckts auch noch - was will man mehr?

Die Vorteile von Kokoswasser sind vielfältig. Der größte Vorteil ist der, dass das Produkt rein natürlich ist und ohne chemische Zusätze auskommt, dabei jedoch zumindest im moderaten Sportbetrieb gleiches oder gar mehr leistet, als industriell hergestellte Isodrinks. Bekömmlichkeit und die gesunden Wirkungen, auf die vorhin schon eingegangen wurden, kommen hinzu. Proteine aus dem Kokoswasser werden vom Blut besonders schnell absorbiert und kommen gerade dem gewünschten Effekt, weswegen viele Menschen Sport treiben, zugute - den Muskeln. Bänder, Sehnen und Knochen werden positiv beeinflusst und stabilisiert, ja sogar vitalisiert. Die Verletzlichkeit wird somit reduziert und Sportler können sich sorgenfreier belasten.

2 Rezept: Exotischer Smoothie
(1-2 Portionen)

Zutaten:

1/2 Ananas

1 ganze Papaya

250 g Bio Kefir

200 ml Kokoswasser

1 Esslöffel Bio Honig

1 Handvoll Sonnenblumenkerne

Optional: Eiswürfel (Handvoll)

Zubereitung:

Alles in einen Mixer geben und genießen…

Kokoswasser, das Elektrolytenwunder (Allgemein)

Elektrolyte assoziiert der ein oder andere vielleicht mit einer Infusion. Dabei sind Elektrolyte gar nicht so medizinisch wie sie klingen. Jeder nimmt sie täglich zu sich. Grob definiert können Elektrolyte als ionisierte Stoffe beschrieben werden. Dabei wird zwischen gelösten, starken und schwachen Elektrolyten unterschieden. Basen, Salze oder Säuren sind die wichtigsten Elektrolyte. In Flüssigkeiten sind immer Elektrolyte enthalten. Speziell im Kokoswasser sind vor allem Mineralien wie Natrium, Kalium und Magnesium die elektrolyten Verbindungen. Den genauen Gehalt an den einzelnen Bestandteilen im Kokoswasser zeigen die Diagramme, wobei im ersten Diagramm die Hauptbestandteile berücksichtigt sind und im zweiten auch andere Inhaltsstoffe.

Die Mengen beziehen sich auf 100 g Kokoswasser und beruhen auf Aussagen des Nährwertrechners im Internet (siehe Quellenangabe). Wer meint, dass gerade bei Kalium ein noch höherer Gehalt vorhanden ist, sollte prüfen ob ihm tatsächlich die Zahlen für Kokoswasser oder Kokosmilch vorliegen. Die Werte unterscheiden sich hier zum Teil erheblich und weichen auch jeweils deutlich von den Werten auf die ganze Kokosnuss bezogen ab.

Natrium und Kalium gelten als Gegenspieler. Während Kalium im Zellinneren vorkommt, wirkt Natrium von außen auf die Zelle. Die positive Wirkung wird erst durch dieses Zusammenspiel erreicht. Beide Mineralien werden im Allgemeinen ausreichend durch die Nahrung zugeführt. Sollte doch einmal der Bedarf an Nahrungsergänzung in Bezug auf Kalium und Natrium bestehen, empfehlen sich Kombipräparate. Weil ein Zuviel dieser beiden Elektrolyte für den Organismus nicht gesund ist, ist von Selbstindikationen unbedingt abzuraten. Und wieso auch zu teuren Nahrungsergänzungsmitteln greifen, wenn es doch das gute und leckere Kokoswasser gibt.

Kokoswasser und Natrium

In 100 Gramm Kokoswasser sind 47 mg Natrium enthalten. Das entspricht nicht ganz einem Zehntel des empfohlenen Tagesbedarfs.

Für unseren Körper ist Natrium unverzichtbar. Im menschlichen Körper kommt Natrium außerhalb der Zellen als positiv geladenes Teilchen vor. Wirksam ist Natrium vor allem beim Aufbau der elektrischen Spannung an Zellmembranen. Somit ist Natrium vor allem bei der Muskelarbeit und dem Herzrhythmus wichtig und leitet Nervenimpulse weiter. Die Wasserverteilung im Körper wird durch Natrium mit reguliert. Wasser wird durch Natrium gebunden und im Körper transportiert. Dass unser Körper zu einem großen Teil aus Wasser besteht, ist keine Neuigkeit. Dass wir ausgerechnet dem Natrium mit seiner wasserbindenden Eigenschaft unsere Form zu verdanken, mag dem Einen oder Anderen bis dato nicht unbedingt bewusst gewesen sein. So ist es aber. Natrium bindet da Wasser und ermöglicht so, dass sich Gewebe zu Organen zusammenfinden kann und wir beispielweise den aufrechten Gang für uns nutzen können und nicht als lebendige Pfütze über den Erdball plätschern müssen.

Der Natriumstatus im Körper hängt nicht mit der aufgenommenen Menge des Alkalimetalls zusammen, sondern mit dem Wasserhaushalt. So können größere Mengen an Natrium aufgenommen werden, wenn mehr Flüssigkeit zugeführt wird, ohne dass der Status schwankt. Kommt es zu einer erhöhten Aufnahme von Flüssigkeit ohne Aufnahme von Natrium, fallen die Werte. Im Umkehrschluss führt ein erhöhtes Ausscheiden von Flüssigkeit auch zu einem erhöhten Natriumspiegel. Es ist daher sehr wichtig auf einen möglichst stabilen Natriumspiegel zu kommen. Bei abnormen Werten besteht im schlimmsten Fall die Gefahr ins Koma zu fallen. Wobei ein gesunder Körper Schwankungen in der Regel ganz gut abfangen und relativieren kann, ohne dass wir das Gefühl haben, uns unwohl zu fühlen.

Klare Aussagen zu ihrem Natriumspiegel kann der Hausarzt machen. Er wird auch weitere Zusammen-

hänge erklären und den richtigen Rat für einen aus-
geglichenen Natriumhaushalt geben.

Kokoswasser und Kalium

In 100 g Kokoswasser sind etwa 280 mg Kalium enthalten. Wie vorhin schon erwähnt ist dies die
fünffache Menge im Vergleich zu isotonischen Sportgetränken. Das ist so lange gesund, wie der Sportler in
gesundem Maße trainiert und körperlich gesund ist.
Untrainierte aber gesunde Menschen können in der
Regel problemlos ein 330 ml Tetrapack konsumieren,
ohne Gefahr zu laufen, den Kaliumspiegel zu
erhöhen.

In unserem Körper verlangen vor allem Blut und
Körperzellen nach Kalium. Dieses Mineral wirkt auf
die Muskelsteuerung und die Herztätigkeit. Ein Mangel an Kalium äußert sich in Krämpfen und Her-
zrhythmusstörungen. Glücklicherweise kommt es selten zu Mangelerscheinungen, weil die Nahrung übli-
cherweise ausreichend Kalium liefert. Lediglich bei
Durchfall, Erbrechen oder erhöhtem Harnauss-
cheiden kann es zu einem Mangel an Kalium kommen.

Den Mangel würde man an einer Störung der
Nervenreizleitung erkennen. Diese ruft Reflexver-
zögerungen und Muskelschwäche hervor. Unser Herz
ist auf Kalium angewiesen, es ist ja auch unser

wichtigster Muskel. Wirkt sich ein Kaliummangel aufs Herz aus, kommt es Herzrasen und Stolperern im Herzschlag.

In diesem Zusammenhang sei auf den Missbrauch von Abführmitteln hingewiesen, welcher dazu führt, dass zu viele Elektrolyte ausgeschieden werden und es zu einem Kaliummangel kommen kann. Auch Ess-Brechsucht (Bulimie) kann einen Kaliummangel hervorrufen. Wer Kokoswasser trinkt, kann auf Abführmittel in der Regel komplett verzichten, weil sich Kokoswasser positiv auf den Stoffwechsel auswirkt und sehr gut bekömmlich ist.

Kokoswasser und Verdauung

Dem Kokoswasser werden stoffwechselbeschleunigende Eigenschaften zugeschrieben. Das Getränk selbst ist sehr leicht verdaulich, regt aber durch die Enzyme und Mineralien den Stoffwechsel an und stärkt die Funktionen der am Stoffwechsel beteiligten Organe. Dabei hilft Kokoswasser sowohl bei Verstopfung wie auch bei chronischen Magen-Darm Problemen und Entzündungen des Verdauungstraktes, einhergehend mit Durchfall. Die Wertigkeit von Kokoswasser in der Nährwertberechnung liegt bei 71 %.

Verschiedene Aminosäuren bewirken, dass für uns schwer verdaulicher Zucker aufgespalten wird und für uns leichter zu verdauen ist. Die Wirkung auf Bakterien sorgt dafür, dass sich nur die für uns brauchbaren Bakterien optimal vermehren und die weniger nützlichen Erreger in ihre Schranken verwiesen werden. Bruce Fife beschreibt in seinem Buch über Kokoswasser probiotische Eigenschaften dieses Lebenswassers. Das heißt die Darmflora wird optimiert, was zu einer gesunden Verdauung führt. Abführmittel können somit in der Apotheke bleiben.

Kokoswasser und diverse Herzkreislauf-erkrankungen

Was bei uns die Kraft der zwei Herzen ist und industriell hergestellt aus der Apotheke kommt, ist in Jamaika das Kokoswasser und kommt aus der Natur. Herz und Kreislauf werden gestärkt, das zeigen auch erste Forschungsergebnisse. So hat Kokoswasser in Tierversuchen bewirkt, dass Arterienplaque reduziert wurde, weil das Verhältnis zwischen schlechtem und gutem Cholesterin verbessert wurde. Die Risiken von Schlaganfall und Herzinfarkt werden dadurch minimiert. Es wurde auch bereits nachgewiesen, dass die Plaqueablagerungen in den Gefäßen reduziert werden und das Risiko an Arteriosklerose zu erkranken herabgesetzt ist. In einigen Ländern, in denen die Kokosnuss in freier Natur wächst und als Nahrungsmittel genutzt wird, ersetzt Kokoswasser blutverdünnende Medikamente. Oft zwar schon aus dem Grund, weil die Menschen sich Medikamente gar nicht leisten können. Doch der Erfolg von Kokoswasser spricht für sich. Die Thrombosegefahr wird erheblich reduziert und durch die positiveren Fließeigenschaften des Blutes sinkt der Blutdruck. Dabei sorgt dieses natürliche Getränk automatisch auch dafür, dass der Blutdruck nicht zu sehr gesenkt wird.

In unserer Wohlstandsgesellschaft ist Bluthochdruck ein großes Thema. Hypertonie löst Schlaganfälle,

Herzinfarkte und koronare Herzkrankheiten aus. In der Therapie wird empfohlen Kalium und Magnesium zuzuführen, weil beiden Stoffen blutdrucksenkende Wirkungen zugeordnet werden. In Kokoswasser sind diese beiden Mineralien in guten Mengen vorhanden. Die Ergebnisse von Studien haben auch bereits belegt, dass Kokoswasser das Risiko von Herzerkrankungen senkt. Die Amerikanische Behörde für Arzneimittelzulassungen hat den Aufdruck auf Kokoswasserverpackungen genehmigt: „Kann das Risiko von Bluthochdruck und Schlaganfall senken". In einem Rechtsstreitfreudigen Land wie den USA wird diese Genehmigung mit Sicherheit nicht leichtfertig gegeben worden sein. Und wenn die Hersteller nicht absolut sicher wären, dass ihnen in dieser Hinsicht keine Schadenersatzklagen ins Haus flattern, würden sie diese Genehmigung gar nicht nutzen und die Aufdrucke lieber weg lassen.

3. Rezept: Grüner Kokos Smoothie
(1-2 Portionen)

Zutaten:

2 Stangen Staudensellerie

2 reife Bananen

1/2 Birne

8 Erdbeeren (frisch oder tiefgefroren)

125 ml Kokoswasser

1 Esslöffel Bio-Honig

1 Esslöffel Kokosraspeln

Zubereitung:

Alles in einen Mixer geben. Je nach Wunschkonsistenz des Smoothies, kann man noch etwas Kokoswasser dazugeben. Guten Appetit…

Kokoswasser und Diabetes

Bluthochdruck und Diabetes kommen oft gemeinsam daher, bzw. bedingen einander. Daher verwundert es nicht sonderlich, dass Kokoswasser auch bei Diabetes positiv wirkt. Es weitet die Gefäße und verbessert die Durchblutung. Taubheit in den (beiden) Füßen, Nierenbeschwerden und Sehkraftverlust sind Spätfolgen von Diabetes, denen mit einer besseren Durchblutung vorgebeugt werden kann. Ballaststoffe und Aminosäuren optimieren die Zuckerabsorption und steigern die Insulinsensitivität. Das Fehlen von Cholesterin wirkt sich positiv auf Blut und Gefäße aus.

Das Gute am Kokoswasser ist, dass der geringe Zuckergehalt es Diabetikern erlaubt, dieses Getränk zu sich zu nehmen und von den Mineralien und Spurenelementen und deren positiven Wirkungen zu profitieren. Und das, ohne dass sich der Konsum irgendwie auf das Gewicht auswirkt, was bei Diabetikern ja auch immer ein Thema ist und zusammen mit Bluthochdruck einen ewigen Kreislauf bildet.

Anti- Aging mit Kokoswasser

Natürlich ist Kokoswasser auch ein wahrer Jungbrunnen. Dafür sorgen Cytokine. Das ist eine Hormongruppe, die Wachstum, Alter und Entwicklung regulieren. Die Zellteilung wird beeinflusst und freie Radikale werden gehemmt. Das hilft Krebs vorzubeugen, sichert aber auch ein junges Aussehen, weil die Haut glatt bleibt durch die verjüngten Zellen. Selbst bei der Behandlung von Altersflecken werden dem Kokoswasser positive Effekte zugeschrieben. Auch dafür sind die Cytokine verantwortlich. Das ist übrigens auch ein Grund, warum es immer mehr Kosmetikprodukte mit Kokos oder zugesetzten Cytokinen gibt.

Kokoswasser gilt als cytokinreichstes natürliches Nahrungsmittel. Seit das entdeckt wurde, stürzen sich alle auf dieses Getränk, weil jugendliches Aussehen für viele eine große Rolle spielt. Dabei reichen die positiven Wirkungen viel weiter als nur bis zum „optischen Effekt“. Der ganze Organismus wird durch Kokoswasser einer Verjüngungskur unterzogen. Zellen, Knochen, Bänder, Sehnen und die Organfunktionen werden optimiert, so dass altersbedingte Einbußen gut kompensiert werden können. Alterserkrankungen wie Bluthochdruck, Diabetes oder Osteoporose wird effektiv vorgebeugt.

Dass die Knochen stabiler werden, sieht man nur nach außen hin nicht so deutlich wie die glattere Haut und das glänzende Haar.

Dass die Anti Aging Wirkung keine Erfindung der Kokoswasseranbieter ist, zeigt der Umstand, dass man das Alter der Personen, die auf den pazifischen Inseln leben selten richtig einschätzt. Sie nutzen das Kokoswasser als Lebens- und Allheilmittel, ohne über Kalium, Magnesium oder Natrium nachzudenken und werden mit einer jüngeren Ausstrahlung belohnt.

Kokoswasser und Krebs

Die Cytokine die schon für die Antiagingwirkung zuständig sind, verhindern Zellwachstumsfehler, die die Krebsbildung begünstigen. Auch hier hat Kokoswasser wieder die Sensoren für gut und schlecht - ähnlich wie bei den Bakterien. Die gesunden Zellen bleiben gesund und werden durch Kokoswasser erneuert. Fehlerhafte Zellen werden in der Ausbreitung gehemmt und die Krebsbildung unterbunden. Schon in den fünfziger Jahren haben Krebsforscher die Wirkung von Cytokinen erkannt und setzen diese zur Krebsprävention ein. Es gibt zu diesem Thema umfassende und aussagekräftige Dokumentationen. Kokoswasser ist ein Superlieferant für Cytokine und wird daher für die Krebsprävention auch empfohlen. Angriffe der freien Radikale werden erfolgreich abgewehrt.

Weil wir uns unserer Verantwortung den Lesern gegenüber bewusst sind, sei an dieser Stelle ausdrücklich davor gewarnt, sich allein auf Kokoswasser zu verlassen, wenn das eigene Krebsrisiko aufgrund genetischer Vorbelastungen erhöht ist. Kokoswasser hilft vorbeugen, kann bestehenden Krebs selbst im allerfrühesten Anfangsstadium jedoch nicht heilen. Hier hilft nur ein Arzt des Vertrauens, der entsprechende Therapien vorschlägt und durchführt. Ergänzend kann Kokoswasser hier zu sich genommen werden, schon weil die Bekömmlichkeit sich

bei den Nebenwirkungen von Chemotherapien positiv auswirkt und Elektrolytverluste ausgleichen kann
und ein Körper gerade unter Krebstherapien optimal
mit wichtigen Nährstoffen versorgt werden muss.

4 Rezept: Kokoswasser-Eistee
(ca. +/- 1,5 Liter)

Zutaten:

Grünen oder schwarzen Tee (zwei Beutel für eine Kanne)

Früchtetee (zwei Beutel für eine Kanne)

250 ml Kokoswasser

1 Zitrone

Eiswürfel

2-3 Blätter Minze

Optional: 1 Teelöffel Honig

Zubereitung:

Teekanne(n) ziehen und abkühlen lassen. Danach das Kokoswasser und der Saft einer ganzen Zitrone hinzugeben. Optional mit Honig süßen.

Mit Eiswürfeln und Minzblätter das Eisteerezept beenden. Fertig.

Kokoswasser und Schwangere

In der Schwangerschaft kann durch den Konsum von Kokoswasser die Versorgung des ungeborenen Kindes mit den essenziellen Spurenelementen und Nährstoffen optimiert werden. Die anderen positiven Eigenschaften von Kokoswasser kommen besonders den Schwangeren zugute. Festigung von Knochen und Zähnen, Stärkung des Bindegewebes und die Unterstützung der verschiedenen Stoffwechselsysteme, sind gute Voraussetzungen Schäden an Zähnen und Haut zu vermeiden. Früher hieß es: Jedes Kind ein Zahn. An dieser Aussage war so lange etwas dran, bis Mediziner den Frauen rieten, spezielle Nährstoffe als Nahrungsergänzung zu sich zu nehmen. Und genau diese Nährstoffe sind in Kokoswasser enthalten (Calcium, Kalium, Magnesium, Eisen).

In der frühen Schwangerschaft kann die morgendliche Übelkeit und das Erbrechen mit Kokoswasser kompensiert werden. Es ist gut bekömmlich und wird im Allgemeinen von Schwangeren gut vertragen. Nach dem Erbrechen liefert es schnell Elektrolyte und Flüssigkeit. Später wenn die Schwangerschaft beschwerlicher wird, stärkt Kokoswasser die Bänder und wirkt Verstopfungen entgegen - ein Problem mit dem viele Schwangere zu kämpfen haben. Die positive Wirkung auf das Immunsystem wehrt Erreger ab und verhindert Infekte, die die Entwicklung des Kindes stören könnten oder gar die Einnahme von

Medikamenten erfordern würden, die ja über den Uterus an das Kind weitergegeben werden würden.

Die Geburt ist eine blutige Angelegenheit. Wer hier ein 1 A - Blutbild mitbringt, hat einen echten Vorteil. Und dass das Blutbild bei regelmäßigem Genuss von Kokoswasser ausgeglichener ist, ist nachvollziehbar, zumal die positive Wirkung auf Blut und Kreislauf bereits wissenschaftlich belegt werden konnte.

Stillen tut Mutter und Kind gut. Es schafft Nähe und versorgt den Säugling mit lebenswichtigen Nährstoffen. Dass diese reichlich in der Muttermilch vorhanden sind, kann Kokoswasser ebenfalls bewirken. Auf den pazifischen Inseln wird Kokosgelee den Kindern als erste Nahrung gegeben, wenn die Mutter das Kind abstillen musste.

Mit Kokoswasser entgiften

Nachdem schon so viele positive Wirkungen angesprochen wurden, kommt jetzt der absolute Grund, warum Kokoswasser auf den Speiseplan gehört. Die Entgiftung! Das klingt jetzt ein bisschen wie: Drei grüne Gurken essen und viel Wasserlassen, ist aber im Fall von Kokoswasser eindeutig mehr. Denn Kokoswasser kann Schwermetalle wie Amalgam und Quecksilber aus dem Körper ausleiten. Und wer ohne Zahnfüllung ist, mag dies belächeln. Personen jenseits der 40, die mit Amalgamfüllungen die nach Erneuerung schreien herumlaufen, wissen diese Information mit Sicherheit zu schätzen.

Selen bindet Schwermetalle und sorgt dafür, dass diese aus dem Körper ausgeschieden werden können. Schwefelhaltige Aminosäuren fördern die Ausleitung von Schwermetallen. Beides ist in Kokoswasser enthalten. Somit werden die negativen Wirkungen von Quecksilber und Amalgam für den Körper enorm verringert. Ein Zahnarzt in Freiburg (Dr. Friedrich) hat deutlich positive Wirkungen von Kokoswasser in diesem Zusammenhang dokumentiert und publiziert. Er vertritt die Ansicht, dass es den Patienten leichter falle, die lange Zeit der Ausleitung mit Kokoswasser durchzuhalten, als wenn es gelte, regelmäßig Medikamente nehmen zu müssen.

Doch nicht nur im Hinblick auf Schwermetalle ist

Kokoswasser gut für die Entgiftung. Auch Personen die regelmäßig Heilfasten, tun dies um den Körper zu entgiften. Kokoswasser liefert hier fast Kalorienfrei hochwichtige Nährstoffe und Elektrolyte, was wichtig ist, weil Fasten ja immer auch mit erhöhter Ausscheidung von Flüssigkeit einhergeht. Außerdem liefern die Inhaltsstoffe Energie und erleichtern das Durchhalten beim Fasten und steigern das Wohlbefinden.

Bluthochdruck

Eine klinische Studie hat die Daten von 33 klinischen Studien in einer Meta-Analyse zusammengeführt und ausgewertet. In allen 33 Studien ging es um die Wirkungen des Stoffes Kalium auf die systolischen und diastolischen Werte des Blutdrucks. Das Ergebnis der Analyse zeigte, dass sich eine negative Wirkung von Kalium immer dann verstärkte, wenn die Probanden neben Kalium auch Natrium in erhöhter Dosis zu sich nahmen. Daher sprachen sich die Forscher dafür aus, die Kaliumzufuhr zu erhöhen, wenn Personen viel Natrium zu sich nehmen (z.B. salzige Kost etc.), um die Erhöhung des Blutdrucks in kritische Werte zu verhindern.

Eine kanadische Arbeitsgruppe stellte sich die Aufgabe, Richtlinien für Kaliumgaben bei Bluthochdruck zu verfassen. Hier kristallisierte sich die Empfehlung auf Kaliumgaben bei Bluthochdruck zu verzichten heraus. Der Kaliumbezug aus der Nahrung sollte hier als ausreichend angesehen werden. Die Studien die bei diesem Projekt ausgewertet wurden, bezogen sich auf den Zeitraum zwischen 1966 und 1996 und hatten Themenschwerpunkte wie: Bluthochdruck, Kalium und andere Ionen. Allerdings wurden in diesen Richtlinien auch Ausnahmen definiert. So sollten Personen mit Bluthochdruck, die gleichzeitig entwässernde Medikamente verabreicht bekommen und dadurch zu einem niederen Kaliumspiegel neigen, durchaus Kaliumgaben erhalten, um den Blutdruck zu senken.

Allgemeine Zustimmung hat sicher das letztere Ergebnis. Zum Einen ist es möglich, sich über eine ausgewogene Kost ausreichend mit Kalium zu versorgen, zum anderen spielt neben der Kaliumzufuhr auch die Aufnahme von Natrium eine erhebliche Rolle. Und hier ist Kochsalz das Stichwort.

Namhafte Organisationen wie die Deutsche Hypertonie Gesellschaft, Deutsche Hochdruckliga e.V. und das Canadian Hypertension Education Program sind sich dahingehend einig, dass die Senkung der Natriumzufuhr in jedem Fall der Gabe von Kalium vorzuziehen ist.

Studien

Momentan laufen Studien zu verschiedenen Schwerpunkten, die hier mit ihren aktuellen Zwischenergebnissen vorgestellt werden sollen. In den meisten dieser Studien richtet sich der Fokus auf die Wirkung von Kalium - einem der Hauptbestandteile von Kokoswasser.

Zusammenfassend kann gesagt werden, dass die bisher vorliegenden Studien nicht ausreichen, um sich für oder gegen eine Kaliumgabe auszusprechen. Offizielle Empfehlungen gehen da vorsichtigerweise eher den Weg, keine Gaben zu empfehlen, sondern auf den

Kaliumgehalt in der Nahrung zu achten. Kokoswasser drängt sich hier förmlich auf natürlich nur im positiven Sinne.

5 Rezept: Melonen-Kokoswasser-Drink
(1-2 Portionen)

Zutaten:

1/2 Wassermelone

2 Limetten

200 ml Kokoswasser (kalt)

Optional: 1 Teelöffel (Bio)Honig

Zubereitung:

Die Wassermelone in kleine Stücke schneiden und die Limetten auspressen. Die Melonenstücke zusammen mit dem Kokoswasser in den Mixer geben und anschließend mit Limettensaft und Honig abschmecken.

Schlaganfall und Lunge

In Amerika wurde mit fast 10000 Probanden eine Studie durchgeführt, die das Ergebnis hervorbrachte, das sich das Schlaganfallrisiko erheblich erhöht, wenn die Personen sich kaliumarm ernähren. Es handelt sich zwar um eine epidemiologische Studie und nicht um eine klinische Studie, jedoch kann das Ergebnis durchaus anerkannt werden, zumal eine große Personengruppe getestet wurde.

Eine andere, ebenfalls epidemiologische Studie in Amerika erbrachte das Ergebnis, dass das Risiko einen Schlaganfall zu erleiden, wenn bewusst auf Kalium verzichtet wird, vor allem Personen betrifft, die ohnehin schon an Bluthochdruck erleiden oder die farbig waren. Beides bezog sich lediglich auf Männer.

Die Einnahme von harntreibenden Mitteln begünstigt ebenfalls das Auftreten von Schlaganfällen. Das wurde an 5600 Personen beider Geschlechter ab 65 getestet. Die Beobachtung der Probanden erstreckte sich auf 4 bis 8 Jahre und zeigte deutlich, dass ein niederer Kaliumspiegel durch erhöhte Ausscheidung von Harn das Schlaganfallrisiko ansteigen lässt, dass aber auch Personen die keine solchen Medikamente nehmen, aber wenig Kaliumreiche Nahrung zu sich nehmen, ebenso betroffen sind.

In diesem Zusammenhang empfiehlt die kanadische

Arbeitsgruppe einen Kaliumtagesbedarf von 2,3 g, welcher aber über die Ernährung gedeckt werden soll.

Lunge

Wie sich der Kaliumgehalt auf die Lungenfunktion auswirkt wurde in einer epidemiologischen Studie an Schulkindern getestet. Dabei wurden 2566 Schüler zwischen 11 und 19 Jahren beobachtet. Mädchen wiesen bei niedriger Kaliumaufnahme eine schlechtere Lungenfunktion auf.

Nachwort

Was soll man sagen, wenn man sich diese Informationen einverleibt hat? Nichts wie ab in den Bioladen und einen Vorrat an Kokoswasser angelegt. So gesund und mit unseren Rezepttipps ist für jeden etwas dabei, was ihm schmeckt.

Kokoswasser ist keine Modeerscheinung, sondern ein Apothekenersatz. Wie viel Geld lassen Sie im Jahr in der Apotheke oder Drogerie für Nahrungsergänzungsmittel, Erkältungsmedizin und Antifaltencreme? Rechnen Sie das doch einmal gegen einen Jahresverbrauch von Kokoswasser auf! Regulieren Sie kleinere körperliche Beschwerden auf natürlichem Wege. Warum mit Kanonen auf Spatzen schießen, wenn regelmäßiger Genuss von Kokoswasser diese Probleme sanft und lecker beseitigen können?

Wer seinem Körper etwas Gutes tun will, jünger aussehen und vitaler leben möchte, der gönnt diesem gesunden Getränk zumindest eine Testzeit. Lassen Sie es sich schmecken!

Ich wünsche Ihnen alles Gute und vor allem viel Gesundheit...

Ihr
Michael Iatroudakis

Bonus-Kapitel:

"5 Kokosnuss-Rezepte" (Gluten- und Laktose-frei)

1. Kürbis-Kokos-Suppe
(Für 4 Personen)

Zutaten:

500 g Kürbisfleisch

1/2 Stangensellerie

1 rote Chilischote

2 EL Olivenöl

600 ml Gemüsebrühe

200 ml Kokosmilch

1 Kokosnuss

Salz

2 Frühlingszwiebeln

1/2 Bund Koriander

50 g ungeröstete Mandeln

Zubereitung:

Den Kürbis schälen und in Würfel schneiden. Dann

den Stangensellerie putzen, waschen und ebenfalls würfeln. Die Chilischote putzen, waschen, die Kerne entfernen und klein hacken.

Das Öl in einem Topf erhitzen und Kürbis, Sellerie und Chili darin dünsten. Dabei ständig rühren. Nun die Kokosnuss öffnen und das Fleisch entfernen und klein schneiden. Dazu geben. Die Gemüsebrühe angießen und alles 15 Minuten köcheln lassen. Danach die Kokosmilch zugeben und die Suppe mit Salz abschmecken. Weitere 5 Minuten köcheln lassen.

Frühlingszwiebeln und Koriander waschen und klein schneiden. Erdnüsse fein hacken. Suppe vor dem Servieren mit Koriander, Mandeln und Frühlingszwiebeln garnieren.

Guten Appetit…!

2. Hühnerfrikassee mit Kokosnuss

(Für 2 Personen)

Zutaten:

2 Möhren

200 g Hähnchenbrustfilet

1 EL Olivenöl

Salz

1 Kokosnuss

200 ml Kokosmilch

20 g frischen Ingwer

100 g TK-Erbsen

Cayennepfeffer

3 TL Limettensaft

Zubereitung:

Möhren schälen, in dicke Scheiben schneiden und Hähnchenbrustfilets würfeln. 250 ml Wasser aufkochen und Hähnchen, Möhren und Salz zugeben und zugedeckt rund 5 Minuten bei mittlerer Hitze kochen.

Abseihen und dabei die Brühe auffangen. Öl erhitzen und die Brühe einrühren. Kokosnuss schälen und

Fleisch klein schneiden. Das Kokosfleisch mit der Kokosmilch zusammen in die Brühe geben. Aufkochen. Ingwer schälen und reiben. Zusammen mit Möhren, Erbsen und Fleisch hineingeben.

Mit Pfeffer abschmecken. 2 bis 3 Minuten bei mittlerer Hitze erwärmen und zum Schluss den Limettensaft zugeben.

Guten Appetit...!

3. Kokos-Sambal

(Für 4 Personen)

Zutaten:

100 g frisches Kokosfleisch

100 g Tomaten

100 g rote Zwiebeln

1 grüne Chilischote

Saft von 1 Limette

Salz / Pfeffer

1 TL Chilipulver

Zubereitung:

Kokosfleisch aus der Nuss entfernen und fein raspeln. Stielansätze aus den Tomaten schneiden, waschen und mit den geputzten Zwiebeln klein schneiden. Die Chilischote waschen, längs halbieren, entkernen und klein hacken. Alles in einer Schale mischen. Nun mit Pfeffer und Salz abschmecken. Das Chilipulver dazugeben und schließlich den Limettensaft darüber geben. Alles gut mit den Händen verkneten bis sich alle Zutaten miteinander verbunden haben.

Guten Appetit...!

4. Gegrillte Garnelen mit Kokos
(Für 6 Personen)

Zutaten:

400 ml Kokosmilch,

2 Knoblauchzehen

200g frisches Kokosfleisch

1/2 Bund Koriander

3 EL Limettensaft

2 rote Chilischoten

1 TL abgeriebene (Bio) Limettenschale

Salz

Pfeffer

24 Garnelen mit Kopf und Schale

Zubereitung:

Kokosnuss öffnen und das Fleisch herausholen. Alles klein hacken. Nun die Kokosmilch in einem Topf erwärmen und das zerkleinerte Kokosfleisch dazugeben. Chilischoten waschen, entkernen und klein schneiden. Knoblauch putzen und zerkleinern. Koriander waschen und ebenfalls klein hacken.

Jetzt Koriander, Knoblauch und Chilischoten in die

warme Kokosmilch geben. 1 Minute köcheln lassen. Anschließend die Kokosmilch vollständig abkühlen lassen. Mit Limettensaft würzen. Dann die abgeriebene Limettenschale zugeben und mit Salz und Pfeffer abschmecken.

Die Garnelen kalt abwaschen und bis zur Schwanzflosse schälen. Am Rückrat entlang längs einritzen und den Darm entfernen. Die Garnelen in eine große Schale geben und mit der Kokosmilch übergießen.

Alles bei Zimmertemperatur mindestens 1 Stunde ziehen lassen. Die Garnelen danach aus der Marinade nehmen und nochmals salzen und pfeffern.

Auf dem heißen Grill 3 bis 4 Minuten pro Seite grillen. Sofort servieren.

Guten Appetit…!

5. Gemüse mit Kokosnuss
(Für 2 Personen)

Zutaten:

250 g Brokkoli

150 g Staudensellerie

1 Zwiebel

30 g frischen Ingwer

2 TL Olivenöl

300 ml Gemüsebrühe

1 großer Kohlrabi

200 g Kokosfleisch

200 ml Kokosmilch

1 EL heller Soßenbinder

Salz

Pfeffer

Zubereitung:

Den Kohlrabi schälen und in Würfel schneiden. Brokkoli und Sellerie putzen. Brokkoli halbieren und den Sellerie klein schneiden. Kokosfleisch reiben. Ingwer und Zwiebel schälen.

Die Zwiebel in Scheiben schneiden und den Ingwer

reiben. Das Öl erwärmen und die Zwiebel und den Ingwer darin andünsten. Kohlrabi und Kokosfleisch zugeben und mit Brühe auffüllen. Zugedeckt circa 15 Minuten garen. Den Staudensellerie, Brokkoli und die Kokosmilch anschließend zugeben und weitere 10 Minuten garen.

Mit dem Soßenbinder etwas anbinden und mit Salz und Pfeffer abschmecken.

Guten Appetit...!

Belege (Buch 1 / Kokosöl)

"Kokosöl" von Bruce Fife, Kopp Verlag (2004)

http://www.palmeninfo.de/palmenarten/cocos.htm

http://www.kokos-seite.de/Kokos/palme.html

http://www.biothemen.de/Qualitaet/tropen/kokos.h
tml

http://www.get-goco.com/pages/story-behind/die-
geschichte.php

http://www.goldau-
gemuese.de/Obst/Kokosnuss/kokosnuss.html

http://www.tis-
gdv.de/tis/ware/nuesse/kokos/kokos.htm

http://www.uni-
duessedorf.de/MathNat/Biologie/Didaktik/Exoten/
Kokosnuss/dateien/txt_hist.html

http://vergessendynamisch.blogspot.de/2013/02/ges
chichte-der-kokospalme.html

http://vergessendynamisch.blogspot.de/2013/02/ges
chichte-der-kokospalme.html

http://de.wikipedia.org/wiki/Cocos_nucifera

http://de.wikipedia.org/wiki/Isotonisches_Getr%C3%A4nk

http://www.umweltmedizinheute.info/index.php?Itemid=177&id=133&option=com_content&task=view

http://www.paradisi.de/Health_und_Ernaehrung/Naturkost/Kokosnuesse/Artikel/20520.php

http://mixology.eu/alkoholfrei/wasser/kokoswasser-michelberger-fountain-of-youth/

http://www.cocowell.eu/kokoswasser.html

http://fdcl-berlin.de/publikationen/fdcl-veroeffentlichungen/agroenergieglossar/kokospalme-cocos-nucifera-agroenergie-glossar-fdcl/

http://www.pressetext.com/news/20060509055:
(Pressetext: Öl-Reichtum von armen Inselstaaten Kokosöl als innovativer Bio-Treibstoffe)

http://www.zentrum-der-gesundheit.de/biologisches-kokosoel-ia.html

http://www.netdoktor.de/Diagnostik+Behandlungen/Laborwerte/Triglyzeride-1540.html

http://www.sagrotan.de/ein-gesundes-zuhause-keime-was-muss-ich-wissen.php

http://www.transgen.de/lexikon_nutzpflanzen/48.kokosnuss.html

http://www.enveda.de/magazin/gesunde-lebensgestaltung/ernaehrung/fette-und-oele-das-grosse-missverstaendnis.html

http://www.novafeel.de/ernaehrung/fette/mehrfach-ungesaettigte-fettsaeuren.htm

http://www.clustera.de/lexikon/ernaehrung/fett.php

http://de.wikipedia.org/wiki/Fettsäuren

http://www.kokosnussblog.de/kokoswasser-das-besondere-wasser: „Coconut Water: Dew from the Heavens" von Dr. Bruce Fife

http://www.coconutresearchcenter.org/Coconut%20Water%20Dew%20from%20the%20Heavens.htm

http://www.kalorien-guide.de/kokosmilch-kalorien-naehrwerte-kokosnuss/

http://www.biothemen.de/Qualitaet/tropen/kokos.html

http://www.danielstrassmann.de/2012/08/die-ernahrung-der-massai-und-kitava.html

http://de.wikipedia.org/wiki/Kokos%C3%B6l

http://www.bleib-gesund-service.de/-herz-kreislauf/arteriosklerose/

http://www4.knowledgr.de/00034453/Kokosnuss

http://www.zentrum-der-gesundheit.de/kokosmehl-pi.html

http://www.zentrum-der-gesundheit.de/kokosoel-ia.html

http://www.zentrum-der-gesundheit.de/natuerliche-hautpflege-ia.html

http://www.virgin-coconutoil.de/produkte/kokosoel.php

http://www.biomedizin-blog.de/de/anti-aging-lifestyle-wp261-107.html

http://www.vitatherm.de/Die-VorzAge-der-Bio-KokosAl-Erzeugnisse.phtml

http://www.biomedizin-blog.de/de/kokosoel-und-seine-rolle-fuer-unsere-gesundheit-wp261-108.html

http://www.angelika-kastner.de/buchtipps/das-kokos-buch.html

http://www.kokosnussblog.de/

http://www.cmd-natur.de/rio-de-coco/

http://lernenbewusst.blogspot.de/2012/12/natives-kokosol-extra.html

http://www.paradisi.de/Beauty_und_Pflege/Haut-_und_Koerperpflege/Naturkosmetik/Artikel/22135_Seite_7.php

http://www.zentrum-der-gesundheit.de/sonnenschutz-natuerlich-ia.html

http://www.horusmedia.de/2009kokoswasser/kokoswasser.php

http://www.zentrum-der-gesundheit.de/kokosoel-alzheimer-ia.html

http://www.bartmaes.tk/de/veroeffentlichungen/kokos-und-rotes-palmenoel/gesunde-fette.html

http://www.zentrum-der-gesundheit.de/haarpflegetipps-ia.html

http://www.pta-forum.de/fileadmin/pta-forumhtml/061024.htm

http://www.zentrum-der-gesundheit.de/natuerliche-hautpflege-ia.html

Belege (Buch 2 / Kokoswasser)

http://www.kokos-seite.de

http://www.onmeda.de

http://www.kokosnussblog.de/kokoswasser-das-besondere-wasser

http://www.bernd-leitenberger.de/mineralstoffe.shtml

http://www.naehrwertrechner.de/naehrwerte-details/H151011/Kokoswasser/

Literatur:

Kokoswasser - Bruce Fife

Bezugsquellen Kokosöl:

www.amazon.de (Suchbegriff Kokosöl)

www.virgin-coconut-oil.de

www.coconow.de/lebensmittel/kokosoelfett

Bücher:

- Kokosöl: Das Geheimnis gesunder Zellen / Bruce Fife

- Das Kokos-Buch: Natürlich heilen und genießen mit Kokosöl und Co / Peter Königs

- Köstliche Kokos-Rezepte - aus der RainbowWay®-Vitalkost-Küche / Britta Diana Petri

- Kokosöl (nicht nur) fürs Hirn!: Wie das Fett der Kokosnuss helfen kann, gesund zu bleiben und das Gehirn vor Alzheimer und anderen Schäden zu schützen / Ulrike Gonder

Bezugsquelle / Kokoswasser:

www.amazon.de (Kokoswasser)

www.indi-coco.de

www.kulau.de

www.ebay.de

www.asiafoodland.de

Weitere Bezugsquellen vor Ort: DM, Rossmann oder Reformhaus

Buch-Tipp:

Wer tiefer in die Materie einsteigen möchte, dem sei das Buch von Bruce Fife: **Kokoswasser: Lebendiges Wasser aus den Tropen"** wärmstens zu empfehlen.

Über den Autor

Lizenzierter Fitnesstrainer und -Lehrer, zertifizierter MovNat-Trainer, Ausbildung zum Heilpraktiker, Ernährungsberater. Befasst sich seit über 15 Jahren mit alternativen Heilmethoden und Energiearbeit.

Bereits erschienen (Bücher / eBooks):

Die Matrix-Diät:„Abnehmen m. Körper, Geist & Seele"

Der Smoothie-Guide:…ein unterhaltsamer Ratgeber

Xylit:„Das süße Wundermittel"

Der Paleo-Lifestyle: Steinzeitfitness im 21. Jahrhundert

Der Matcha Tee: Das grüne Wunder aus Japan

Das Kokosöl: Das Geheimnis äußerer Schönheit, stabiler Gesundheit und grenzenloser Energie

Die Steinzeit-Diät: In 28 Tagen zum Wohlfühlgewicht

Die Smoothie-Diät: Gesund und lecker abnehmen mit selbstgemachten Smoothies

Kolloidales Silber: Das natürliche Antibiotikum für Mensch, Tier und Pflanze

Moringa Baum: Mehr Gesundheit, mehr Energie und jünger aussehen mit dem Wunderbaum

Die Zistrose: Das Wunderkind unter den Heilpflanzen

Omega 3: Die wiederentdeckte Fettsäure gegen Herz-Kreislauferkrankungen…

4 SuperFoods: Matcha-Tee, Kokosöl, Moringa-Baum, Zistrose (Sammelband 1)

Vitamin D: Das Superhormon gegen Herz-Kreislauferkrankungen, Krebs, Depressionen, Grippe und mehr…

Projekt Diät: Artgerecht zum Wohlfühlgewicht / Sammeband

Wasser: Das Lebenselixier für Gesundheit, Vitalität und Wohlbefinden

Vitamin K: Das vergessene Vitamin

Der Vitamin D & K Faktor: Der Rundumschutz für chronische Erkrankungen

4 Super-Foods: Vitamin D, Wasser, Gerstengrassaft, Omega 3 (Sammelband 2)

Die Steinzeiternährung / Paleo 30: Das 30 Tage Programm für Anfänger

Krafttraining: Kraft ist die bessere Medizin / Krafttraining für Anfänger

Die Löffel-Liste: Dinge die Sie tun sollten bevor Sie ablöffeln

Therapie Sport: Die unterschätzte Heilkraft der Bewegung

Smoothie Guide Kompakt: Wie Eltern es schaffen, dass ihre Kinder Obst und Gemüse essen

Intermittierendes Fasten: Mehr Energie, mehr Gesundheit durch Kurzzeit-Fasten

Der Detox-Plan: Gesundheit, Lebensenergie und jünger aussehen durch natürliche Entgiftung

Super Detox: Mehr Lebensenergie durch Fasten und Entgiftung (Sammelband)

Zucker: Die (süße) tödliche Verführung [Fettleibigkeit, ADHS, Herz-Kreislauferkrankungen…

Kokoswasser: Das Natürliche Elixier des Lebens (Anti-Aging, Entgiftung, Sport, Kokosnuss…

Die Kokosnuss: Die Wunderfrucht aus den Tropen (Sammleband)

10 Superfoods: Powerfoods für mehr Gesundheit, mehr Lebensenergie und natürliches Anti-Aging

Weitere Neuerscheinungen siehe unter:

www.my-kindle-ebooks.de

Homepage:

www.smoothie-guide.de

www.xylit-xylitol.com

www.der-paleo-lifestyle.de

Ich gebe Ihnen eine Garantie

Mir ist es sehr wichtig, dass Sie aus diesem Buch den größtmöglichen Nutzen ziehen. Sollten Sie dennoch enttäuscht sein und Sie keinerlei Nutzen verzeichnen könnten, dann schreiben Sie mir eine E-Mail und ich erstatte Ihnen ohne Wenn und Aber den Kaufpreis zurück.

In dieser Hinsicht vertraue ich Ihnen als ehrlichem Menschen.

Bitte um ein Feedback

Eine persönliche Bitte:

- Sollte irgendetwas in diesem Buch nicht stimmen.

- Sollte eine Behauptung nicht richtig sein.

- Haben Sie einen Abschnitt/oder ein Kapitel nicht verstanden?

- Haben Sie sich über einen Satz/einen Abschnitt aufgeregt?

- Habe ich irgendwo undeutliche Formulierungen benutzt?

Und ergänzend alles andere…

Dann nehmen Sie mit mir Kontakt auf:

info@my-kindle-ebooks.de

Dieser Weg ist mir lieber, als wenn der Leser dieses Buch mit negativen Gefühlen beschließt.

Berichten Sie mir Ihre persönlichen Erfahrungen mit der Kokosnuss, ich würde mich über Ihr Feedback freuen…

Rechtliches

Der Autor übernimmt keine juristische Verantwortung und keinerlei Haftung für Schäden, die aus der Benutzung dieses E-Books / Buch entstehen. Außerdem ist der Autor nicht verpflichtet, Folge- oder mittelbare Schäden zu ersetzen. Gewerbliche Kennzeichen- und Schutzrechte bleiben von diesem Titel unberührt.

Das Werk ist einschließlich aller Teile urheberrechtlich geschützt. Das vorliegende Werk dient nur dem privaten Gebrauch. Alle Rechte, auch die der Übersetzung, des Nachdrucks und der Vervielfältigung dieses Titels oder von Teilen daraus, verbleiben beim Autor.

Ohne die schriftliche Einwilligung des Autors darf kein Teil dieses Dokumentes in irgendeiner Form oder auf irgendeine elektronische oder mechanische Weise für irgendeinen Zweck vervielfältigt werden.

Haftungsausschluss/Disclaimer

Der Besuch unserer Seiten kann nicht den Arzt ersetzen. Suchen Sie bei unklaren oder heftigen Beschwerden unbedingt einen Arzt auf! Die Informationen auf unseren Seiten sind vom Autor und Verlag sorgfältig recherchiert und zusammengestellt worden.

Dennoch kann keine Garantie übernommen werden. Die hier dargestellten Informationen dienen nicht Diagnosezwecken oder als Therapieempfehlung. Eine Haftung des Autors und Verlages für Personen-, Sach- und Vermögensschäden durch die Gesundheitstipps und Rezepte auf unseren Seiten wird ausgeschlossen.

Herausgeber:

Michael Iatroudakis
Drewitzer Str. 1
14478 Potsdam
Tel. 0160-12 444 15
Email: info@my-kindle-ebooks.de

www.ingramcontent.com/pod-product-compliance
Lightning Source LLC
Chambersburg PA
CBHW020511290526
45786CB00002B/560